脑白质纤维网络 3D 智能

解剖图谱

主编 李小勇 江 涛

人民卫生出版社

图书在版编目（CIP）数据

脑白质纤维网络 3D 智能解剖图谱 / 李小勇，江涛主编 . —北京：人民卫生出版社，2020

ISBN 978-7-117-29511-6

I. ①脑⋯　Ⅱ. ①李⋯②江⋯　Ⅲ. ①脑 — 人体解剖 — 图谱　Ⅳ. ①R322.81-64

中国版本图书馆 CIP 数据核字（2020）第 059111 号

| 人卫智网 | www.ipmph.com | 医学教育、学术、考试、健康，购书智慧智能综合服务平台 |
| 人卫官网 | www.pmph.com | 人卫官方资讯发布平台 |

脑白质纤维网络 3D 智能解剖图谱

主　　编：李小勇　江　涛
出版发行：人民卫生出版社（中继线 010-59780011）
地　　址：北京市朝阳区潘家园南里 19 号
邮　　编：100021
E‑mail：pmph @ pmph.com
购书热线：010-59787592　010-59787584　010-65264830
印　　刷：三河市宏达印刷有限公司（胜利）
经　　销：新华书店
开　　本：787 × 1092　1/16　印张：9
字　　数：176 千字
版　　次：2020 年 7 月第 1 版　2020 年 7 月第 1 版第 1 次印刷
标准书号：ISBN 978-7-117-29511-6
定　　价：139.00 元
打击盗版举报电话：010-59787491　E-mail：WQ @ pmph.com
质量问题联系电话：010-59787234　E-mail：zhiliang @ pmph.com

主　编　李小勇　江　涛

编　委（按姓氏笔画排序）

王　磊　首都医科大学附属北京天坛医院

王引言　首都医科大学附属北京天坛医院

王永恒　秦皇岛市第一医院

王向东　长治医学院附属和济医院

方晟宇　北京市神经外科研究所

刘　丽　首都医科大学基础医学院

江　涛　首都医科大学附属北京天坛医院

孙　思　首都医科大学附属北京同仁医院

李小勇　北京北亚骨科医院李小勇脑脊液中心

李少武　北京市神经外科研究所

李守巍　首都医科大学三博脑科医院

吴陈兴　首都医科大学三博脑科医院

张　伟　首都医科大学附属北京天坛医院

张　忠　首都医科大学附属北京天坛医院

张克难　北京市神经外科研究所

周大彪　首都医科大学附属北京天坛医院

周椿尧　首都医科大学附属北京天坛医院

晋　强　首都医科大学附属北京天坛医院

高　艳　首都医科大学基础医学院

黄　华　北京市神经外科研究所

曹　勇　首都医科大学附属北京天坛医院

樊　星　北京市神经外科研究所

资源使用说明

① 安装

扫描下载二维码，下载APP。

苹果系统操作步骤

1.扫描下载二维码

2.点击"更多"按钮

3.选择Safari打开

4.点击获取APP

安卓系统操作步骤

1.扫描下载二维码

2.点击"更多"按钮

3. 在浏览器打开

4.点击"下载安装"

② 激活

激活时请确保APP可以访问摄像头和网络

1 运行APP，点击激活按钮

激活

2 扫描本书封底激活码（支持三台设备同时在线）

*激活码为唯一正版凭证，请勿损毁且妥善保管

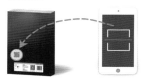

3 激活成功

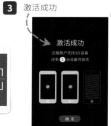

激活成功

正版用户支持3台设备

还有 1 台设备可激活

确定

注意：APP中"购物车"所售商品与本书内容相同，无需重复购买。

③ 使用

AR操作步骤

打开AR扫描页面，将摄像头对准书中图片。

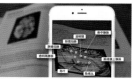

· 设备与书面呈30°~45°夹角体验效果最佳；
· 镜头内包含完整的图片，避免出现光斑；
· 保持稳定持续扫描3秒，直至出现AR画面。

VR操作步骤

打开VR展示页面，将折叠VR眼镜对齐中心线夹在手机上。

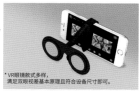

* VR眼镜款式多样，满足双眼视差基本原理且符合设备尺寸即可。

· 眼睛靠近镜片，根据眼间距手动调整图片的大小和距离，直到适应VR立体效果即可。

④ 配置

苹果系统

最低配置	建议配置
iOS 9.0	iOS 10及以上
2G 存储空间	2.5G 存储空间
iPhone6, iPad Air2	iPhone 6s+, iPad Air 3

安卓系统

最低配置	建议配置
Android 4.4 OpenGLES 2.0	Android 5.0及以上 OpenGL ES 2.0
1G RAM, 2G存储空间	2G RAM, 2.5G 存储空间

*安卓手机请尽量使用中高配置，配置越高效果越好。

　　脑是人体最重要的器官,同时也是最为复杂的器官,是人体内外环境信息获得、存储、处理、加工和整合的中枢。人类的大脑一直是科学家们不懈研究的一个重要领域。由于人脑的结构和功能极其复杂,需要从分子、细胞、解剖结构、全脑网络等不同层次进行研究和整合,才有可能揭示其奥秘。为此,世界各国投入了大量的人力和财力进行专门研究,2013 年,欧盟启动 10 亿欧元的"人类大脑计划",侧重以超级计算机技术模拟脑功能,绘制脑联接图谱;同年,美国前总统奥巴马宣布启动投资 45 亿美元的"大脑基金计划",重点开发新的脑研究技术;2014 年,日本也启动了大型脑研究计划。

　　脑的解剖学研究一直以来都是脑科学研究的重要组成部分,脑的解剖不仅包括脑血管和脑皮质功能区解剖,还包括非常重要的脑纤维束解剖,这些都是脑活动的物质基础。目前认为,脑的活动是在网络中进行的,此网络是由节点(大脑功能区)与连接部分(大脑白质纤维束)组成的拓扑样结构,人类的各种认知功能通过这种网络得以实现,因此提高对大脑白质纤维束解剖功能的理解对于认识脑功能具有重要意义。

　　既往的解剖学研究书籍多为二维形式呈现,这不利于我们对于脑复杂结构的理解,特别是不容易理解脑皮质、脑纤维束以及基底节核团与深部的脑室结构等的三维立体结构关系,也很难理解脑白质纤维网络的构建。因此,我们在本书中采用了新型的 3D 模式来展现这些复杂结构间的立体位置关系,相信会更加有利于理解和记忆。本书不仅有益于对脑白质纤维网络的形态学认识,也有益于神经科医师对疾病的诊治。

　　本书编写过程中得到了诸多同仁的大力支持,在此表示诚挚的感谢。由于时间仓促,难免有不妥之处,殷切希望广大读者提出宝贵意见,以便修正。

李小勇　江　涛

2020 年 3 月

目　录

第一章　Willis 动脉环相关解剖底面观 ……………………………………………… 1

第二章　大脑半球动脉解剖 …………………………………………………………… 5

第三章　脑底及深部静脉系统解剖 …………………………………………………… 13

第四章　大脑浅部及侧脑室内静脉解剖 ……………………………………………… 21

第五章　大脑半球纤维束分层解剖 …………………………………………………… 31

第六章　侧脑室及周围纤维束解剖关系 ……………………………………………… 101

第七章　脑干及小脑纤维束解剖 ……………………………………………………… 105

第八章　额颞入路至岛叶及大脑核心区相关解剖 …………………………………… 125

第一章

Willis 动脉环相关
解剖底面观

01

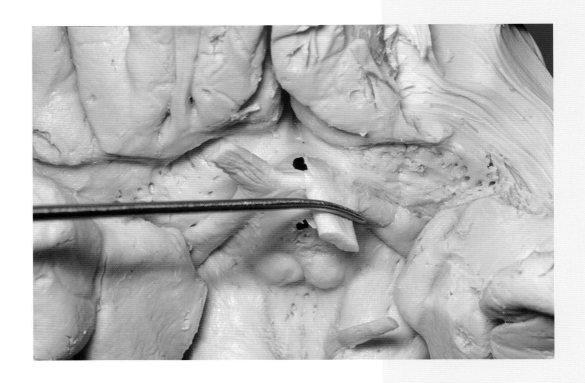

图 1.1　大脑半球底面中央区

此区由额叶眶面、颞叶内侧面及第三脑室底构成。额叶眶面由直回和眶回构成，双侧嗅束分别位于双侧嗅沟内。额叶眶面以嗅沟为界分为内侧的直回和外侧的眶回。颞叶钩回前段与前穿质相对，后段与大脑脚相对，后穿质位于两侧大脑脚之间。第三脑室底位于钩回和前穿质的内侧，包括视交叉下缘、垂体柄、乳头体和中脑，视束的前部沿着脑室底壁的外侧缘向后外走行，经过大脑脚的上缘。

VR/AR 图片名词：嗅束　直回　眶回　视神经　终板　视交叉　前穿质　视束
垂体柄　乳头体　钩回　海马旁回　后穿质　动眼神经　大脑脚

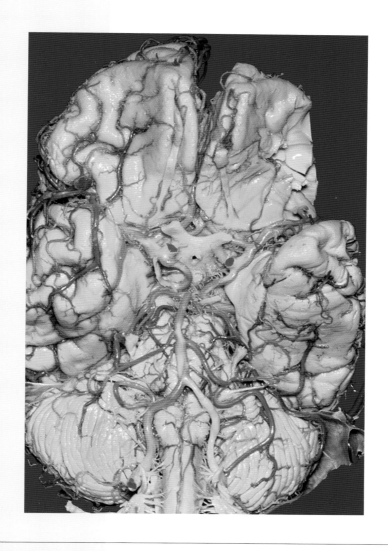

图 1.2　脑底部观 Willis 动脉环结构

VR/AR 图片名词：嗅束　前交通动脉　大脑中动脉
大脑前动脉　颈内动脉　后交通动脉　大脑后动脉
小脑上动脉　基底动脉　基底动脉脑桥支　小脑前下
动脉　小脑后下动脉　椎动脉　脊髓前动脉

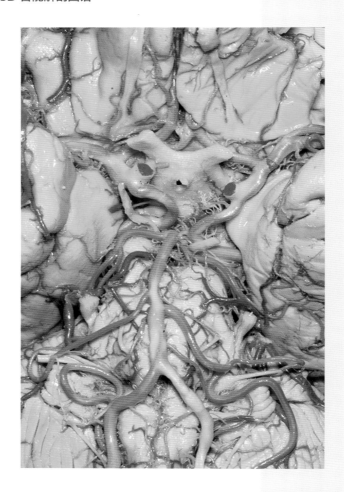

图 1.3　大脑底面动脉

Willis 环由前交通动脉、双侧大脑前动脉 A1 段、颈内动脉、双侧后交通动脉及双侧大脑后动脉 P1 段组成。双侧椎动脉发出小脑后下动脉后于脑干腹侧汇合为基底动脉,基底动脉发出小脑前下动脉及众多脑桥穿支,最后于顶端发出双侧小脑上动脉及大脑后动脉。后交通动脉发出 4~14 支穿支动脉,其中最大的一支称为丘脑前穿支动脉(乳头体前动脉),在乳头体和视束之间,经过乳头体前外侧进入第三脑室底部,供应下丘脑、丘脑前部、内囊后肢和底丘脑。

VR/AR 图片名词:前交通动脉　大脑中动脉　大脑前动脉　颈内动脉　丘脑前穿支动脉　后交通动脉　大脑后动脉　小脑上动脉　基底动脉　基底动脉脑桥支　小脑前下动脉　小脑后下动脉　椎动脉　脊髓前动脉

第二章

大脑半球动脉
解剖

02

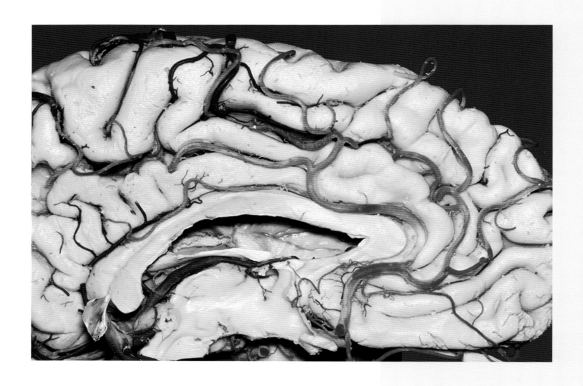

图 2.1 大脑半球正中矢状面神经与血管结构

观察大脑前动脉走行及分支:侧脑室与第三脑室经室间孔相通。大脑前动脉于外侧裂内侧端起始于颈内动脉,在视交叉上方向前内侧走行进入纵裂,通过前交通动脉与对侧大脑前动脉相连。大脑前动脉以前交通动脉为界分为两部分,即前交通动脉前段和后段,大脑前动脉的远侧部按解剖走行分为 A2~A5 段。A2 段自前交通动脉至胼胝体下缘,A3 段围绕胼胝体前部,A4 和 A5 段行于胼胝体的前半和后半上方。胼周动脉起自前交通动脉,胼缘动脉为胼周动脉的最大分支,沿扣带回走行。胼缘动脉可在胼周动脉远端任意位置发出。

VR/AR 图片名词:扣带回　胼胝体　胼周动脉　胼缘动脉　侧脑室　穹窿　室间孔
第三脑室　终板　视交叉　松果体

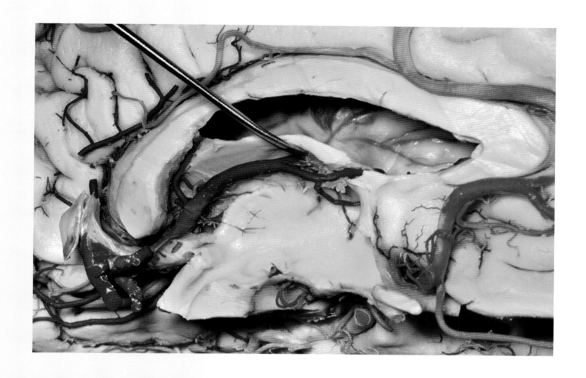

图 2.2　大脑内静脉走行以及与脑室结构的解剖关系

大脑内静球是引流大脑半球深部血液的主要静脉血管。大脑内静脉位于第三脑室顶的上方,由透明隔静脉(侧脑室前静脉)和丘脑纹状体静脉在室间孔后缘室管膜下汇合而成(80%),有时还有脉络膜上静脉参与组成。两侧大脑内静脉沿第三脑室顶由前向后而行,两者各距中线约 2mm,至胼胝体压部前下方合成一条大脑大静脉(Galen 静脉)。大脑内静脉主要收集胼胝体、透明隔、豆状核、尾状核、丘脑、第三脑室和侧脑室脉络丛等处的静脉血液。

VR/AR 图片名词:胼胝体嘴　胼胝体膝　体部　胼胝体压部　丘脑纹状体静脉尾状核后静脉　尾状核前静脉　穹窿　脉络膜后内动脉　大脑内静脉　室间孔穹窿柱　第三脑室　胼周后静脉　Galen 静脉　松果体　大脑前动脉 A2　终板视交叉　乳头体　垂体柄

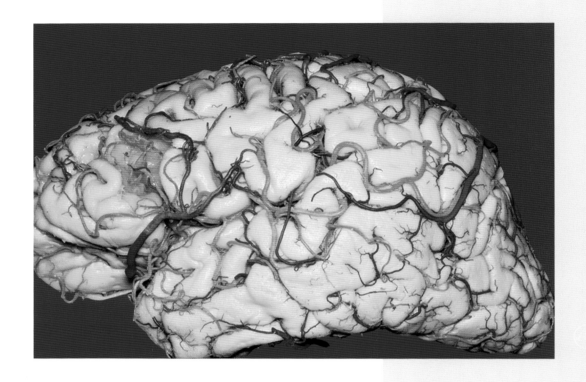

图 2.3　左侧大脑半球外侧面观

大脑半球有三个面：外侧面、内侧面和底面。外侧裂为额、颞叶的分界；中央沟为额、顶叶的分界；额叶外侧面由额上回、额中回、额下回和中央前回构成；顶叶外侧面由中央后回、顶上小叶和顶下小叶构成；顶下小叶又由缘上回和角回构成；颞叶外侧面由颞上回、颞中回和颞下回构成，枕叶外侧面由枕上回和枕下回构成。大脑中动脉 M4 段起自外侧裂，分布于额叶、颞叶、顶叶皮层的表面。

VR/AR 图片名词：额上回　额中回　额下回　中央前回　中央沟　中央后回　顶上小叶　缘上回　外侧裂　大脑中浅静脉　颞上回　颞中回　颞下回　角回　枕上回　枕下回　上吻合静脉（Trolard 静脉）

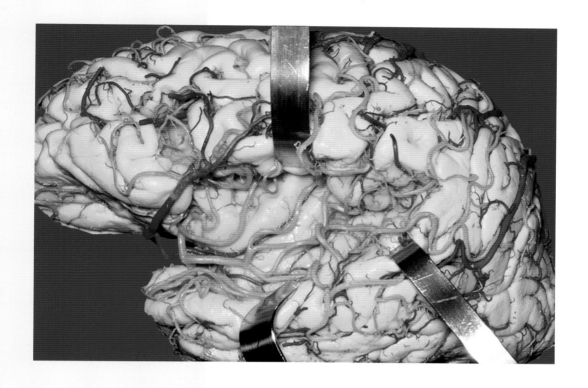

图 2.4　岛叶及大脑中动脉解剖关系

分开外侧裂,显露岛叶及大脑中动脉分段。M2 段(岛段)走行于岛叶表面,止于环岛沟;M3 段(岛盖段)起自环岛沟,止于外侧裂表面;M4 段(皮质段)起自外侧裂,分布于大脑半球皮质表面。

VR/AR 图片名词:大脑中浅静脉　岛叶

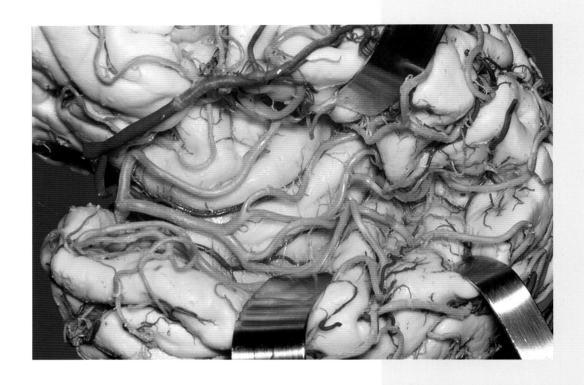

图 2.5　岛叶表面动脉解剖

岛叶呈倒三角形,尖端指向前下方的岛阈,岛阈为钩束表面略隆起的区域,位于前穿质的外缘。岛叶以环岛沟与额叶、顶叶和颞叶的岛盖分开。走行于岛叶皮质表面的大脑中动脉 M2 段多分为上、下两干,根据血管管径和皮质供血范围,双分叉的大脑中动脉又分为三种类型:均等型、上干为主型、下干为主型。

VR/AR 图片名词:岛阈　岛叶　上干动脉　下干动脉

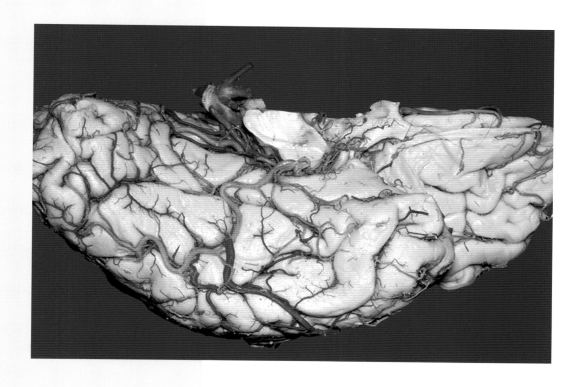

图2.6 左侧大脑半球底面观

大脑前动脉的分支分布于额底内侧部,大脑中动脉的皮质分支分布于额底外侧部;颞枕叶下表面的大部分由大脑后动脉皮质支供血,主要包括海马动脉、颞下动脉(前、中、后支)、顶枕动脉及距状沟动脉。

VR/AR 图片名词:大脑脚　视交叉　大脑前动脉　大脑后动脉　距状沟动脉　枕叶　颞下动脉(前、中、后支)　海马动脉　额叶　大脑中动脉皮质支　颞叶

第三章

脑底及深部静脉系统解剖

03

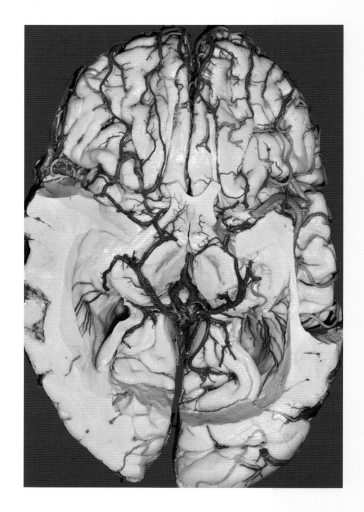

图 3.1 中脑层面大脑深部静脉底面观

脑深部静脉系统引流并经过脑室壁和基底池,汇合成大脑内静脉、基底静脉和大脑大静脉。脑深部静脉可以分为脑室组和脑池组。

脑室内的静脉引流:引流额角和脑室体部的静脉汇入穿经中间帆的大脑内静脉;引流颞角的静脉汇入穿经环池和脚间池的基底静脉;引流房部的静脉汇入穿经四叠体池的基底静脉、大脑内静脉和大脑大静脉。

VR/AR 图片名词:嗅束 视神经 视交叉 嗅静脉 垂体柄 大脑前静脉大脑中深静脉 视束 大脑脚静脉 大脑中动脉 脑室下静脉 外侧膝状体基底静脉 大脑内静脉 外侧房静脉 Galen 静脉 距状前静脉

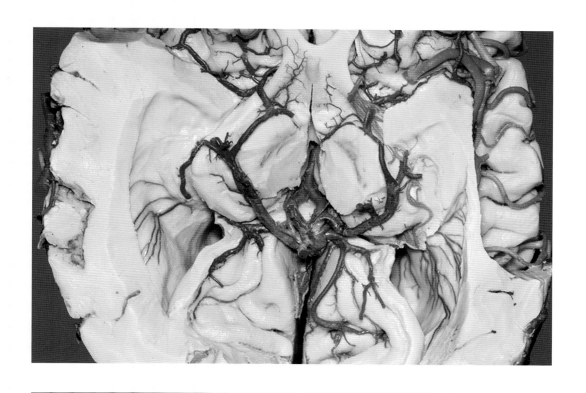

图 3.2　中脑层面大脑底面观、大脑深
部静脉局部放大观

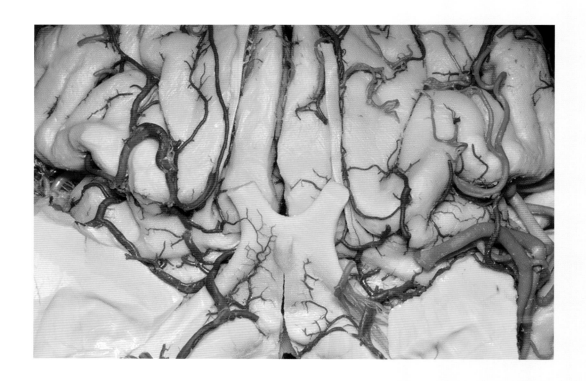

图 3.3　大脑基底静脉及其属支引流区域前下面观

基底静脉由引流小脑幕切迹前间隙的静脉在前穿质下方汇合而成,进一步向后在中脑和颞叶之间引流切迹中间隙,最后在切迹后间隙汇入大脑内静脉或大脑大静脉。基底静脉分为前段、中段、后段。基底静脉前段在前穿质下方由大脑中深静脉和大脑前静脉汇合而成,此段的属支包括大脑中深静脉、大脑前静脉、大脑脚静脉、纹状体下静脉、岛叶静脉、眶额静脉、嗅静脉和钩回静脉。

VR/AR 图片名词:额眶后静脉　嗅束　直回　嗅静脉　视神经　视交叉
垂体柄　大脑前静脉　大脑中动脉　大脑中深静脉　视束　大脑脚静脉
乳头体　基底静脉

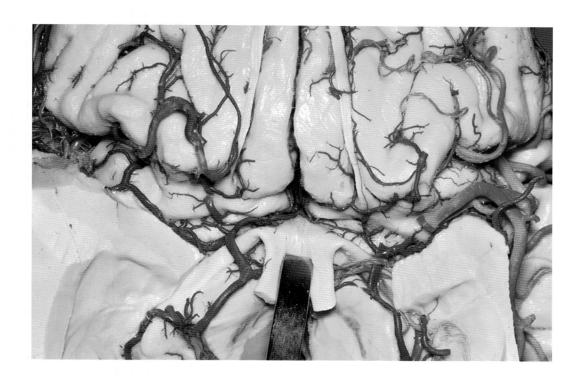

图 3.4 大脑基底静脉前段及其属支引流区域 (视交叉翻向下方)前下面观

重点显示大脑前静脉、前交通静脉及终板旁静脉。两侧大脑前静脉在视交叉上方由前交通静脉相连。终板旁静脉引流胼胝体膝部下方的皮质。在大脑前静脉与前交通静脉交界处附近进入大脑前静脉。

VR/AR 图片名词:额眶后静脉 嗅束 嗅静脉 终板旁静脉 视神经 视交叉 大脑前静脉 前交通静脉 大脑中动脉 大脑中深静脉 视束 大脑脚静脉 基底静脉

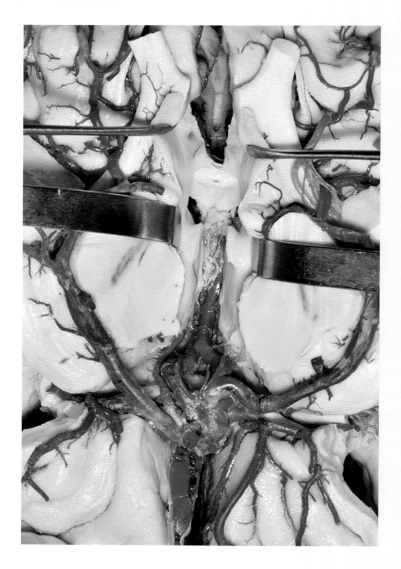

图 3.5 基底静脉中段和后段的引流以及 Galen 静脉引流区域

基底静脉中段沿大脑脚的上部和丘脑枕的下面走行,属支来源于颞角和颞叶内侧面,包括钩回和中脑外侧部分。主要有脑室下静脉、中脑外侧静脉、海马前纵静脉、海马前静脉、颞叶皮质静脉、颞叶内侧静脉。基底静脉后段位于四叠体池,四叠体池内静脉关系非常复杂(图 3.6)。

VR/AR 图片名词:嗅静脉 大脑中深静脉 大脑脚静脉 室间孔 大脑脚 脑室下静脉
大脑内静脉 基底静脉 外侧房静脉 Galen 静脉 后距状静脉 前距状静脉

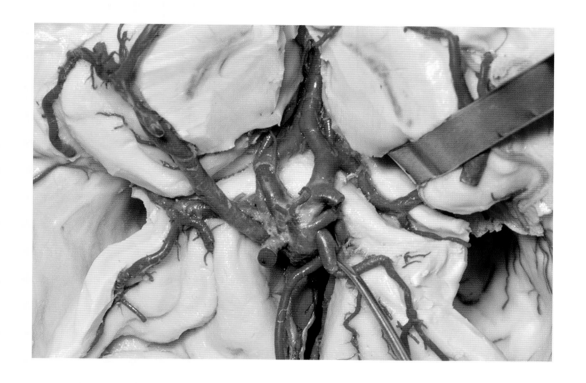

图 3.6 Galen 静脉引流区域

注入 Galen 静脉的静脉复合体包括枕内侧静脉、基底静脉、大脑内静脉和小脑中脑裂静脉。大脑内静脉出中间帆进入四叠体池并汇入 Galen 静脉，基底静脉后段始于环池后缘，行至中脑后缘进入四叠体池，汇入大脑内静脉或 Galen 静脉。

VR/AR 图片名词：大脑脚　大脑内静脉　基底静脉　前距状静脉　Galen 静脉

第四章
大脑浅部及侧脑室内静脉解剖

04

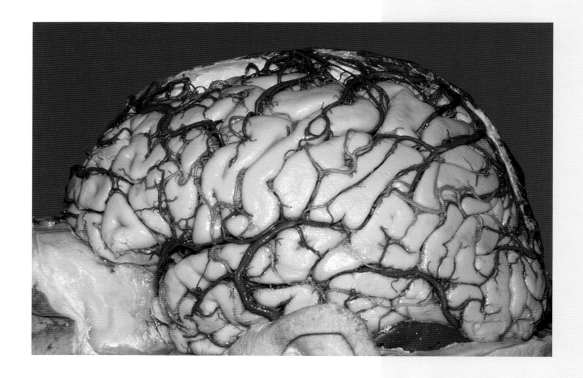

图 4.1　进入上矢状窦的桥静脉（左侧面观）

从左侧半球进入上矢状窦的桥静脉（侧面观），额前、中、后静脉和中央沟静脉、中央后静脉上行进入上矢状窦；额后静脉的引流区域在正常情况下由中央前静脉和额后静脉引流。

VR/AR 图片名词：额前静脉　额中静脉　额后静脉　中央前静脉　中央静脉　中央后静脉　上矢状窦　顶前静脉　大脑中浅静脉　下吻合静脉（Labbé 静脉）　横窦

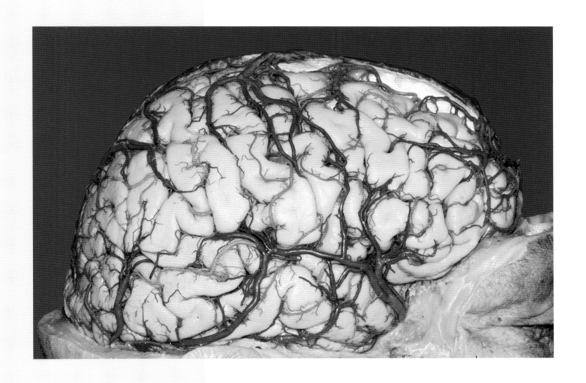

图 4.2　进入上矢状窦的静脉（右侧面观）

从右侧半球进入上矢状窦的静脉有：额前静脉、额中静脉、额后静脉、中央静脉、中央后静脉和顶前静脉。中央前区和中央区由大的中央静脉引流，引流半球后部的静脉由后向前汇入矢状窦。

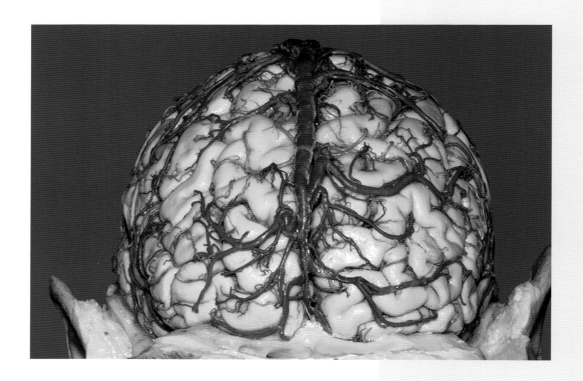

图 4.3　进入上矢状窦的桥静脉（前面观）

额外侧静脉及其引流区域：额前、中、后静脉引流额极和中央前回之间的额叶前、中、后部凸面；中央前静脉引流中央前回下部、额下回盖部和邻近的额下、额中、额上回；中央静脉引流中央沟附近的中央前后回。

VR/AR 图片名词：额前静脉　额中静脉　额后静脉　中央前静脉　中央静脉　中央后静脉　上矢状窦

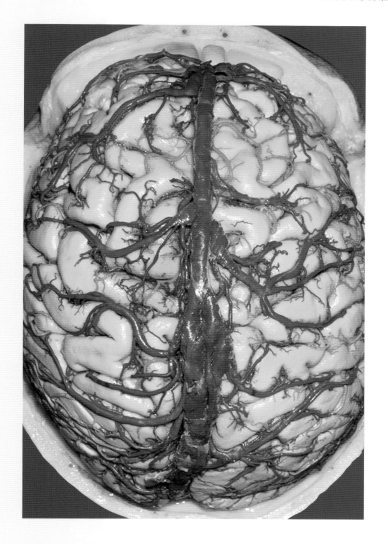

图 4.4 进入上矢状窦的桥静脉（上面观）

从大脑半球进入上矢状窦的静脉有：额前静脉、额中静脉、额后静脉、中央前静脉、中央静脉、中央后静脉和顶前静脉，两侧大脑半球静脉数量和汇入矢状窦的位置并不对称，且冠状缝之前汇入矢状窦的静脉数量偏少。

VR/AR 图片名词：额前静脉　额中静脉　额后静脉　中央前静脉　中央静脉　中央后静脉　上矢状窦　顶前静脉

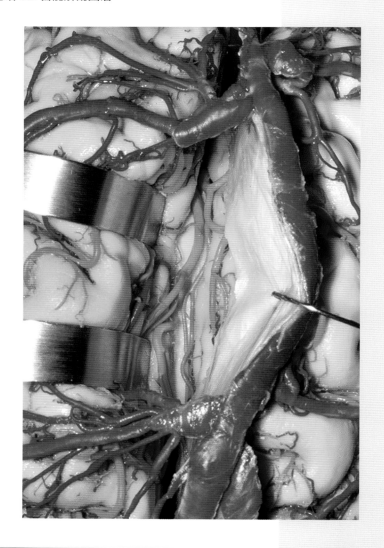

图 4.5　左侧纵裂入路至胼胝体体部表面解剖

经左侧纵裂入路至胼胝体体部上表面,暴露经过胼胝体体部上面的大脑前动脉,见胼周动脉位于大脑半球的内侧面和胼胝体之间的胼胝体沟中,沿胼胝体体部上方向后走行。

VR/AR 图片名词:额后静脉　上矢状窦　胼周动脉中央前静脉

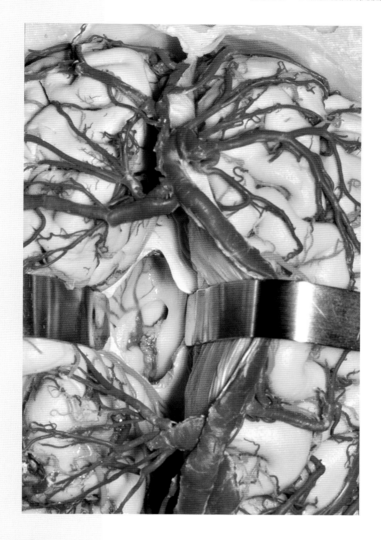

图 4.6　经大脑纵裂 - 胼胝体入路入左侧侧脑室解剖

经大脑纵裂 - 胼胝体入路并打开胼胝体进入左侧侧脑室，显示脑室壁的静脉。尾状核前静脉与脉络膜上静脉和丘纹静脉的前端汇合。穹窿柱位于室间孔的前上方，脉络膜裂从室间孔后缘开始，此处的脉络丛通过穹窿伞带和丘脑带附着于穹窿和丘脑。

VR/AR 图片名词：额前静脉　额中静脉　额后静脉　中央前静脉　上矢状窦　尾状核前静脉　穹窿　室间孔　丘脑纹状体静脉　脉络丛　脉络膜上静脉

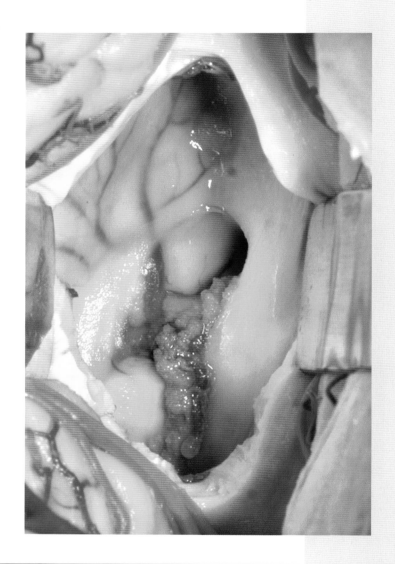

图 4.7　侧脑室内室间孔周围解剖

脑室壁的静脉与室间孔、穹窿柱、脉络丛等解剖关系。

VR/AR 图片名词：尾状核前静脉　穹窿柱　室间孔
丘脑纹状体静脉　脉络丛　脉络膜上静脉　丘脑

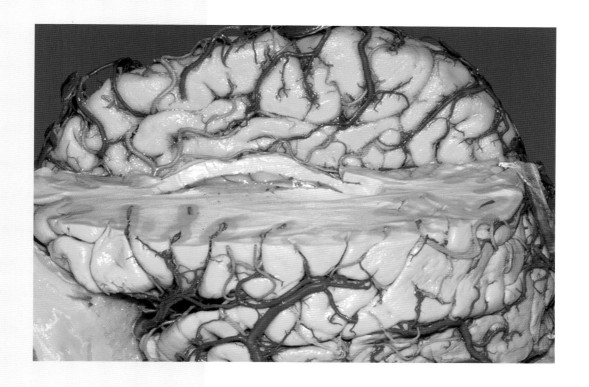

图 4.8　右侧大脑半球内侧面观（侧脑室顶部层面上方）

右侧大脑半球内侧面的脑沟、脑回解剖及胼胝体周围动脉走行。

VR/AR 图片名词：胼缘动脉　胼周动脉　旁中央静脉　扣带回　顶中静脉　胼胝体　胼胝体长动脉　大脑中浅静脉

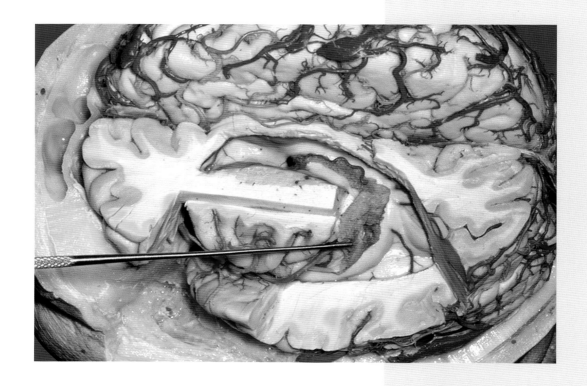

图 4.9 左侧侧脑室与岛叶解剖位置关系

切除左侧额盖部和顶盖部,保留岛叶,显露左侧侧脑室额角、房部以及颞部解剖结构,观察右侧大脑半球内侧面的脑沟及脑回、胼胝体周围动脉以及右侧大脑半球内侧引流静脉。

VR/AR 图片名词:胼缘动脉 胼周动脉 旁中央静脉 顶中静脉 透明隔静脉 透明隔 脉络膜上静脉 脉络丛 岛叶

第五章
大脑半球纤维束分层解剖

05

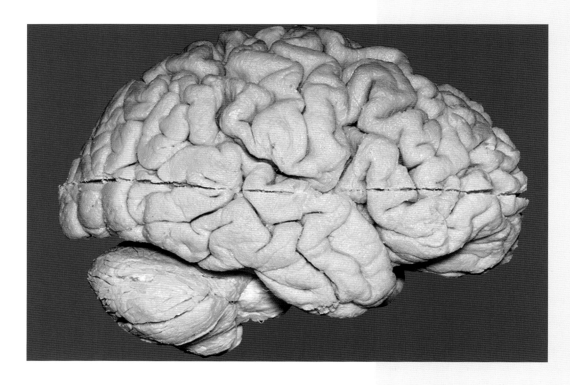

图 5.1　右大脑半球外侧面观

额叶大约占大脑半球表面的 1/3,额叶的外侧面后方以中央沟为界,上方为纵裂上缘。额叶外侧面有三个脑沟,即中央前沟、额上沟和额下沟。将额叶分为水平的额上回、额中回、额下回和垂直的中央前回。额下回位于外侧裂和额下沟之间,由前向后被外侧裂的前水平支和前升支分为眶部、三角部和盖部。额上沟和额下沟之间的脑回为额中回,额上沟以上的脑回为额上回。中央沟前方纵向的脑回为中央前回。顶叶有两条脑沟,即中央后沟和顶内沟,中央后沟和中央沟之间为中央后回,中央后沟后方的顶叶由顶内沟分为顶上小叶和顶下小叶。顶下小叶的体积较大,进一步分为前方的缘上回和后方的角回,缘上回包绕外侧裂后支的末端,而角回包绕颞上沟的末端。

VR/AR 图片名词:额上回　额上沟　额中回　额下沟　额下回盖部　额下回三角部 额下回眶部　眶回　外侧裂　颞上回　颞中回　颞上沟　颞下回　颞下沟　中央前沟 中央前回　中央沟　中央后回　中央后沟　顶上小叶　顶间沟　顶下小叶　缘上回 角回　枕叶　小脑上脚　小脑半月叶　小脑中脚　小脑二腹叶　小脑扁桃体

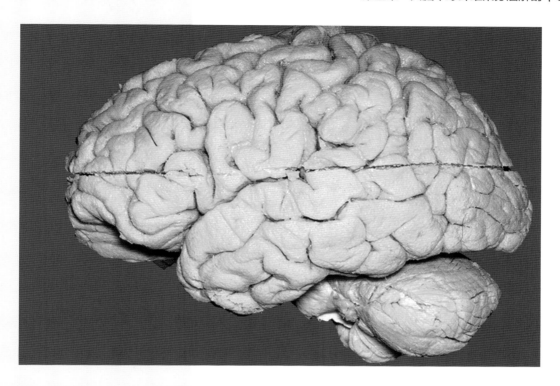

图 5.2　左大脑半球外侧面观

枕叶的凸面与颞叶和顶叶之间没有明显的脑沟分界。最恒定的脑沟为枕外侧沟,将枕叶分为枕上回和枕下回。颞叶外侧面在外侧裂下方,被颞上沟和颞下沟分为颞上回、颞中回和颞下回。侧脑室颞角、环池和大脑脚池均位于颞中回的深部。

VR/AR 图片名词:额上回　额上沟　额中回　额下沟额下回盖部　额下回三角部　额下回眶部　眶回　外侧裂　颞上回　颞中回　颞上沟　颞下回　颞下沟中央前沟　中央前回　中央沟　中央后回　中央后沟顶上小叶　顶间沟　顶下小叶　缘上回　角回　枕叶

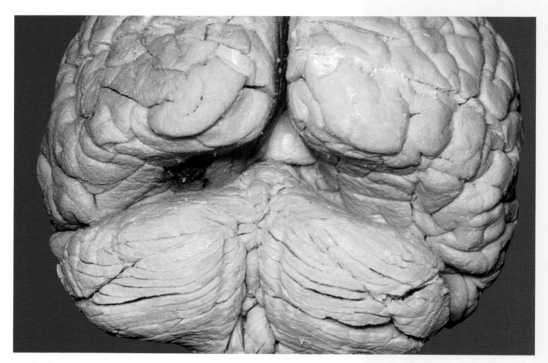

A. 解剖图

图 5.3 双侧大脑半球及小脑后面观

VR/AR 图片名词：楔叶　距状沟　舌回　枕极　胼胝体压部　小脑山顶　小脑山坡
枕颞回　上半月叶　下半月叶　小脑二腹叶　枕下裂

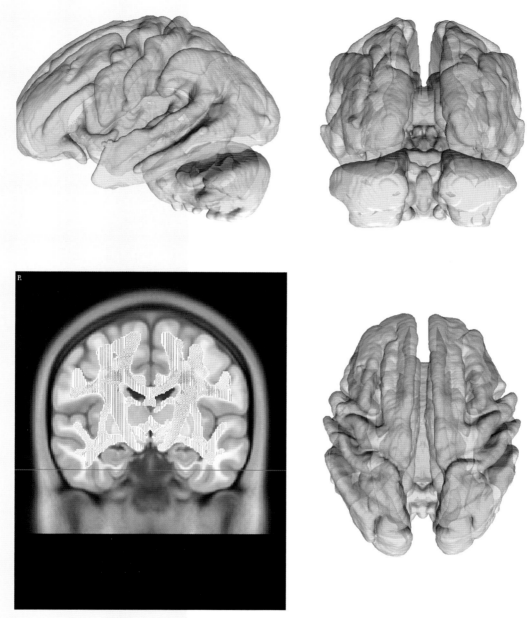

B. 全脑白质三维模型（矢、冠、轴三个视角及剖面显示）

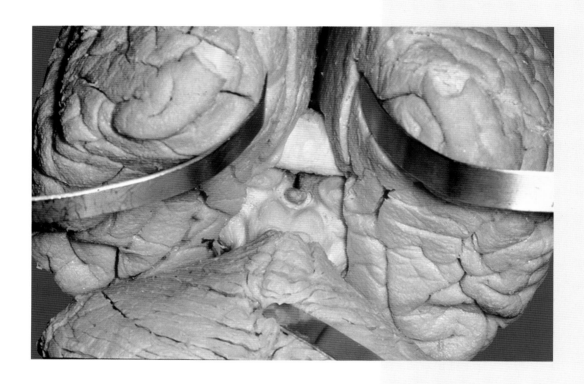

图 5.4　双侧大脑半球及小脑后面观（示松果体）

VR/AR 图片名词：胼胝体压部　缰三角　松果体　上丘　下丘　脑桥臂　枕颞内侧回　枕颞外侧回　颞下回

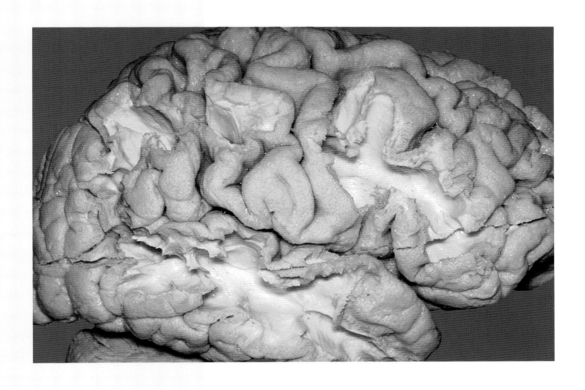

图 5.5　右侧大脑半球逐层解剖——切除额中回及颞中回、部分颞上回

VR/AR 图片名词：额叶　中央沟　缘上回　额下回后部颞横回　颞上回

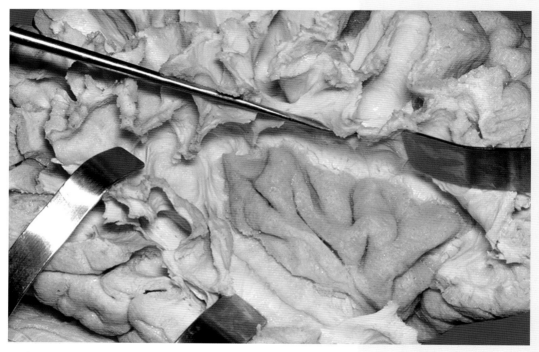

A. 解剖图

图 5.6　右侧大脑半球逐层解剖——暴露岛叶

VR/AR 图片名词：岛阈　前环岛沟　岛前点　上环岛沟
岛后点　下环岛沟　岛短回　岛长回　岛中央沟

岛叶

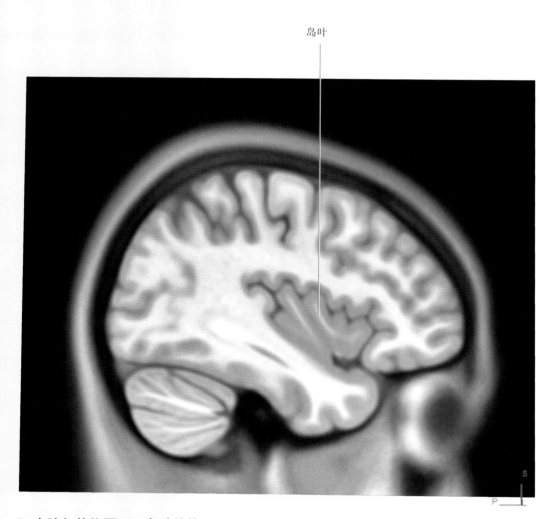

B. 大脑矢状位图——岛叶结构

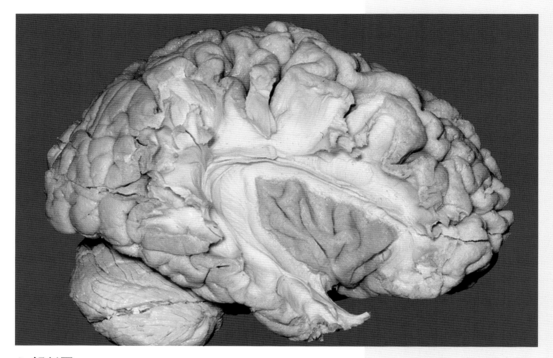

A. 解剖图

图 5.7 右侧大脑半球逐层解剖——弓状束及岛叶

VR/AR 图片名词：岛阈　岛前点　岛后点　岛短回　岛长回　岛中央沟　弓状束　中央沟　缘上回　听觉区

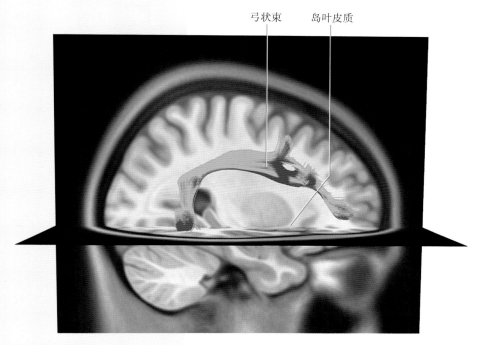

弓状束　　　島叶皮质

B. 纤维追踪图

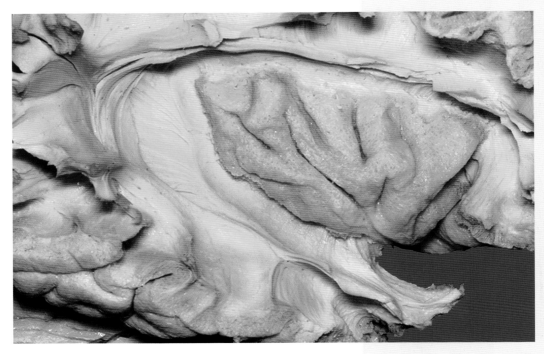

A. 解剖图

图 5.8　岛叶及周围纤维束局部观

弓状束呈 C 形环绕岛叶,联系额叶、顶叶、枕叶、颞叶,其水平部前端在额下回后部向前呈放射状扩散,分别至额极、额下回及额上、中回后部,向后行至顶下小叶深部并向下弯曲,此为弓状束的弓状部。弓状束的垂直部向前下至颞上回,向后下至枕叶。

VR/AR 图片名词:岛阈　岛前点　岛后点　岛短回　岛长回　岛中央沟　弓状束外囊、内囊和放射冠混合纤维

弓状束　　岛叶

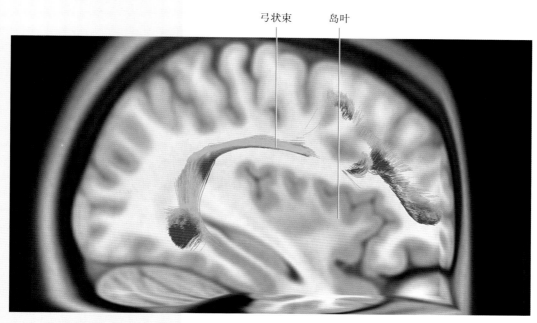

B. 纤维追踪图

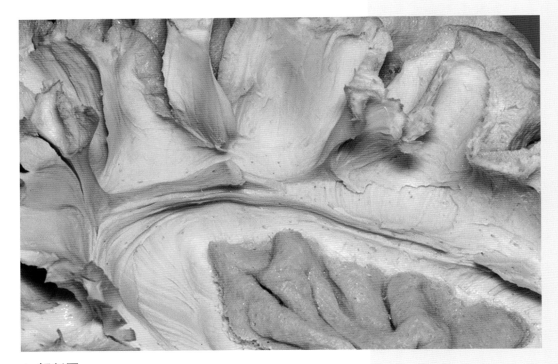

A. 解剖图

图 5.9　岛叶及周围纤维束局部放大观

上纵束部分纤维位于岛叶上外缘,其深部为连接额叶、顶叶、枕叶和颞叶的弓状束。

VR/AR 图片名词:岛短回　岛长回　岛中央沟至皮质的纤维　弓状束　外囊、内囊和放射冠混合纤维

弓状束　　　岛叶皮质

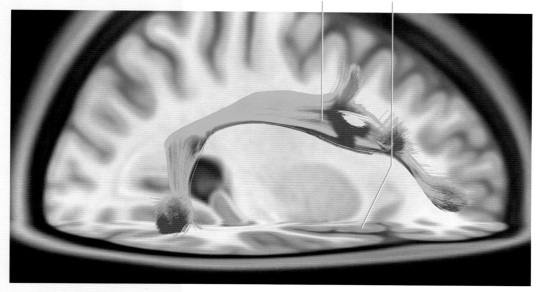

B. 纤维追踪图

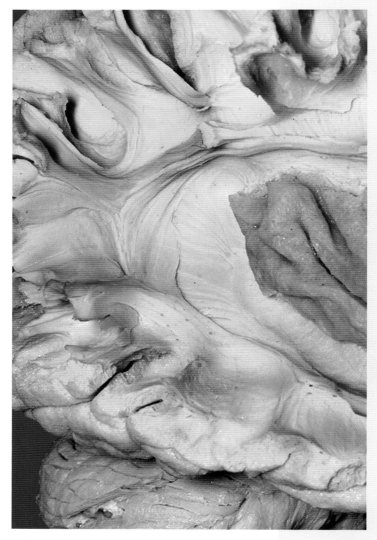

A. 解剖图

图 5.10　岛叶及周围纤维束局部放大观

VR/AR 图片名词：岛长回　岛中央沟　弓状束
外囊、内囊和放射冠混合纤维

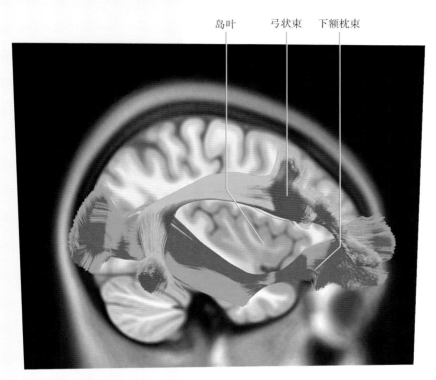

B. 纤维追踪图

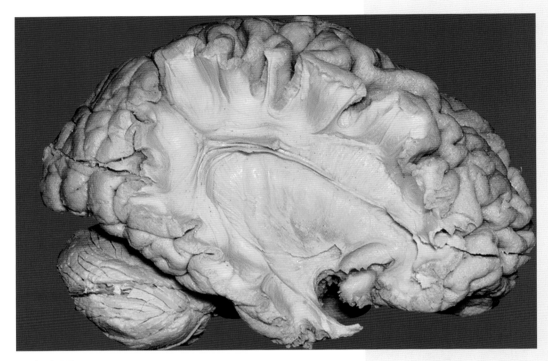

A. 解剖图

图 5.11　右侧大脑半球逐层解剖——切除岛叶皮质，暴露最外囊

钩状束为一厚的钩状纤维束，连接额眶回与颞极。钩状束联系杏仁核、钩回和胼胝体下区，并且将颞上、中、下回与直回、内外眶回及额下回眶段相联系，含有额区和颞区的传入和传出纤维。

VR/AR 图片名词：中央沟　弓状束　半卵圆中心　最外囊　钩状束

下纵束　放射冠　弓状束　下额枕束　钩束

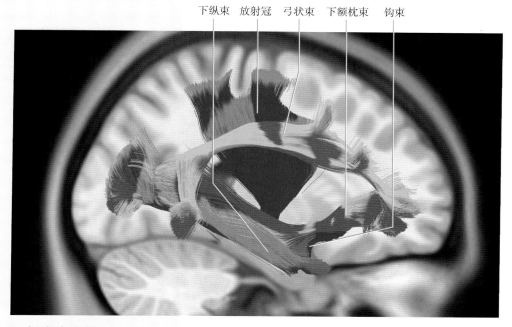

B. 纤维追踪图

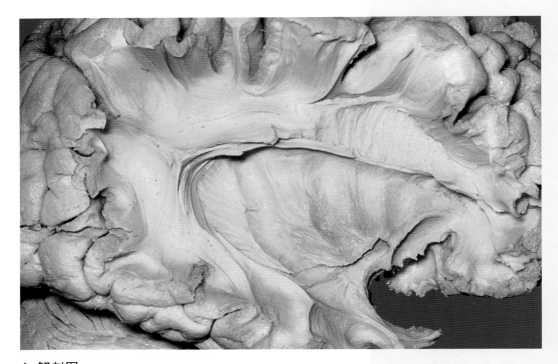

A. 解剖图

图 5.12 右侧大脑半球逐层解剖（放大观）

切除部分最外囊，显露下方小片屏状核，屏状核位
于最外囊和外囊之间。

VR/AR 图片名词：弓状束 最外囊 屏状核 钩束

下纵束　放射冠　弓状束　下额枕束　钩束

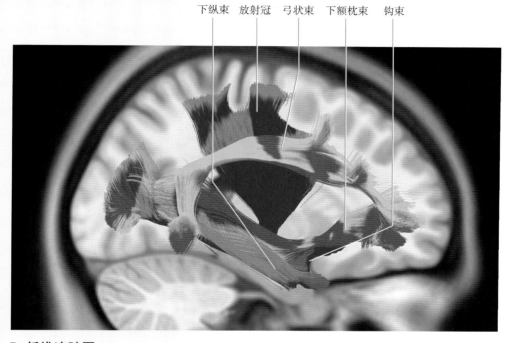

B. 纤维追踪图

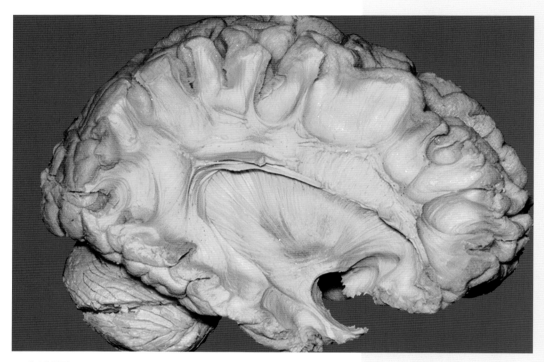

A. 解剖图

图 5.13　右侧大脑半球逐层解剖

切除最外囊，保留下部屏状核。

VR/AR 图片名词：弓状束　壳核　外囊　屏状核
下额枕束　钩状束　下纵束　枕叶短联络纤维

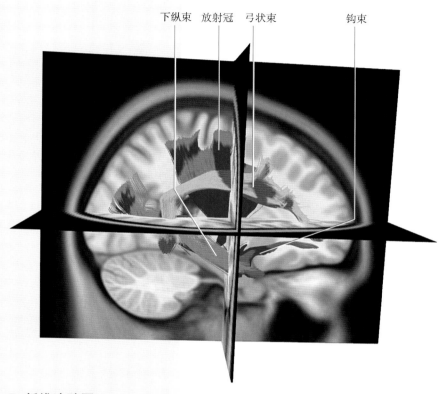

下纵束　放射冠　弓状束　　　　钩束

B. 纤维追踪图

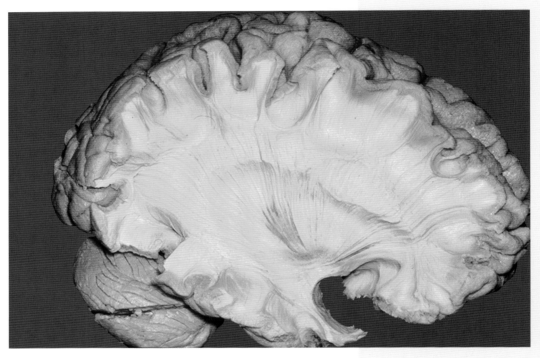

A. 解剖图

图 5.14　右侧大脑半球逐层解剖

此层可见下额枕束纤维以及钩状束。

VR/AR 图片名词：壳核　外囊　屏状核　下额枕束
钩状束　中纵束　下纵束　额叶眶部　颞极

下纵束　　下额枕束　　皮质脊髓束　弓状束　　　　勾束

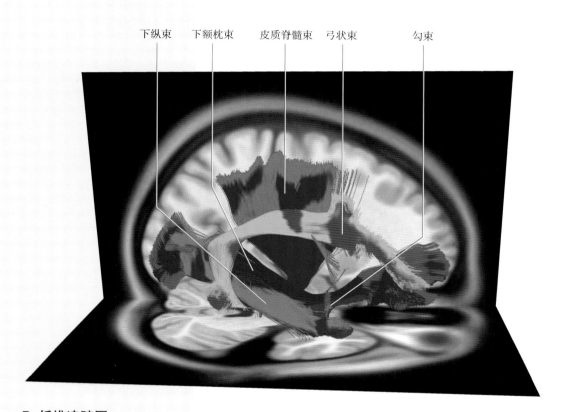

B. 纤维追踪图

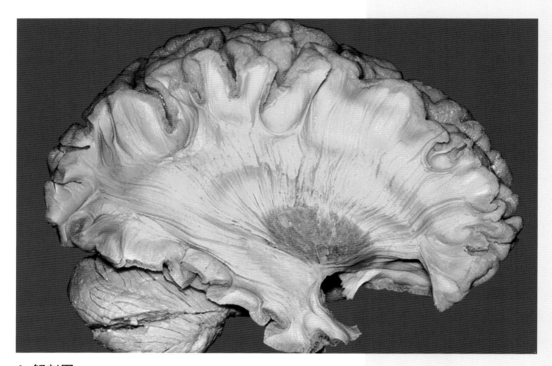

A. 解剖图

图 5.15　右侧大脑半球逐层解剖

显露壳核,放射冠分散于周围。

VR/AR 图片名词:放射冠　部分视放射　下额枕束
壳核　中纵束　下纵束

下纵束　下额枕束　皮质脊髓束　弓状束　勾束

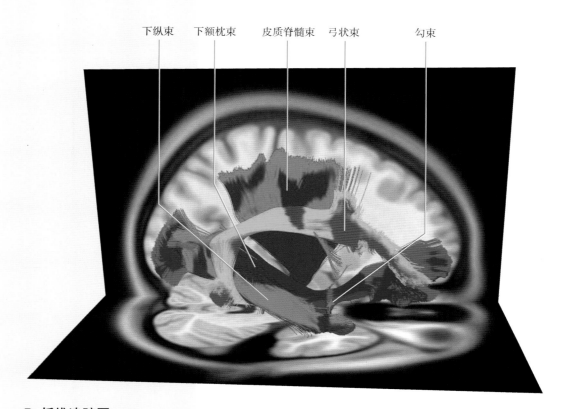

B. 纤维追踪图

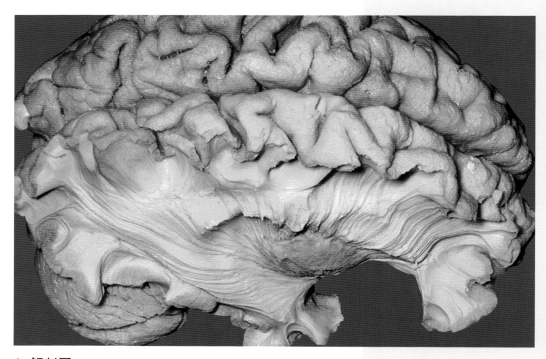

A. 解剖图

图 5.16　右侧大脑半球逐层解剖

显露壳核,放射冠分散于周围(上外侧面观)。

VR/AR 图片名词:放射冠　部分视放射　壳核
下额枕束

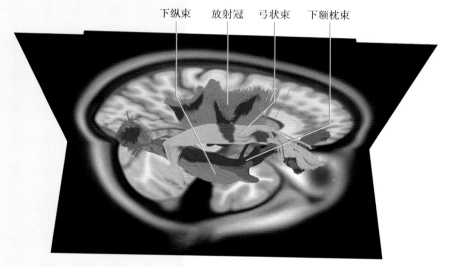

下纵束　放射冠　弓状束　下额枕束

B. 纤维追踪图

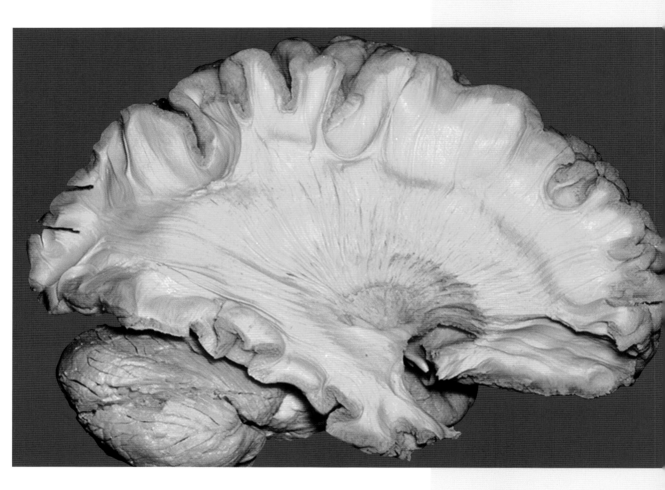

图 5.17 右侧大脑半球逐层解剖

切除全部壳核,暴露苍白球外侧面,可以显示内囊纤维以及视放射纤维束。

VR/AR 图片名词:放射冠 内囊 苍白球 豆状核后视放射 豆状核下视放射 前连合

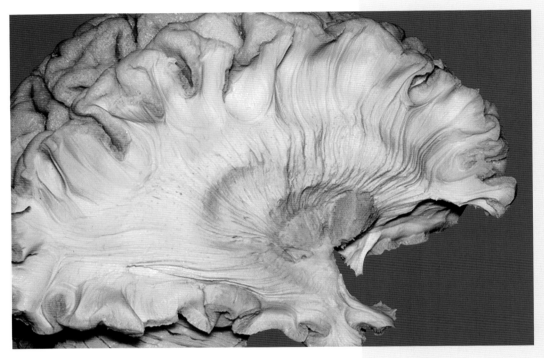

A. 解剖图

图 5.18 右侧大脑半球逐层解剖

切除壳核后部,显示分隔壳核和苍白球的外髓板。

VR/AR 图片名词:放射冠 内囊 苍白球 壳核
外侧膝状体 豆状核后视放射 豆状核下视放射
前连合

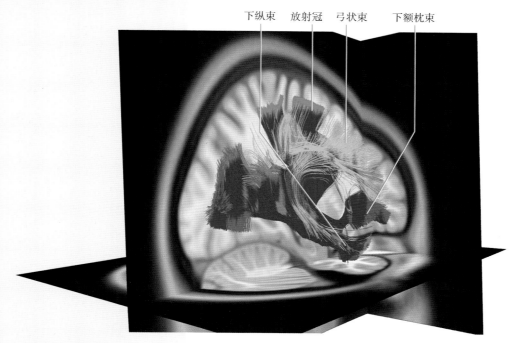

下纵束　　放射冠　弓状束　　下额枕束

B. 纤维追踪图

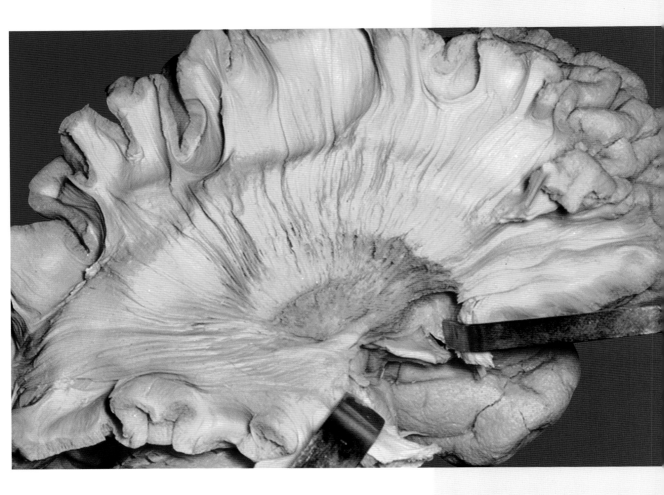

图 5.19　右侧大脑半球逐层解剖

展示前连合,行经苍白球前部下方。

VR/AR 图片名词:中央沟　放射冠　内囊　苍白球　前连合　大脑脚　豆状核后视放射
豆状核下视放射　视交叉

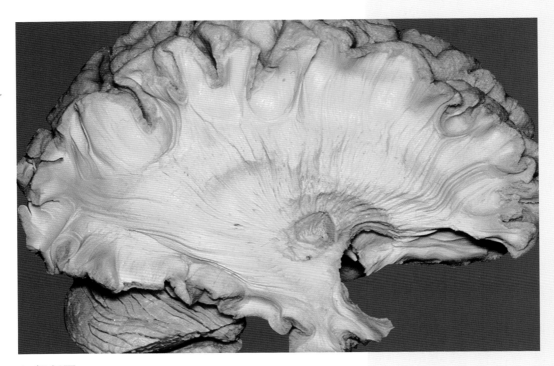

A. 解剖图

图 5.20　右侧大脑半球逐层解剖

切除苍白球后部，保留前部。

VR/AR 图片名词：放射冠　视放射　内囊
苍白球　前连合

下纵束　皮质脊髓束　　　U 型纤维　　下额枕束

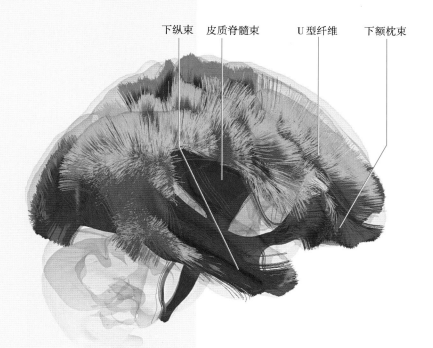

B. 纤维追踪图

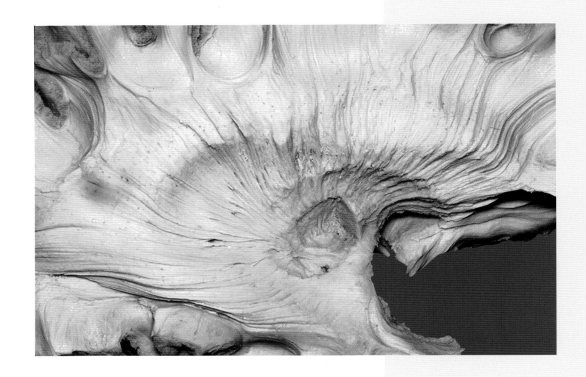

图 5.21 右侧大脑半球逐层解剖（局部放大观）

切除苍白球后部，保留前部。

VR/AR 图片名词：放射冠 内囊壳核部 内囊苍白球部
苍白球 视放射 外侧膝状体 视束 前连合

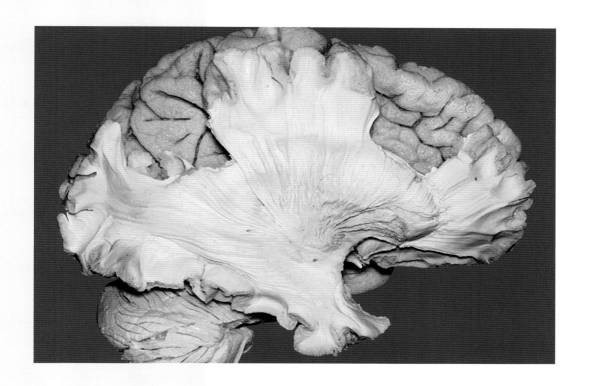

图 5.22 视放射纤维走行

视束向后走行至外侧膝状体,可以见到三束视放射纤维:前束位置较深,呈袜状向前绕经颞角的上方,然后转向后方;中束向外穿行于颞角的上方,第三束经房部的外侧向后到达距状沟。

放射冠的中央区纤维(中央前后回) 顶枕沟 放射冠 穿囊纤维 内囊 视放射后束
视放射中束 视放射前束 视束 前连合 视交叉

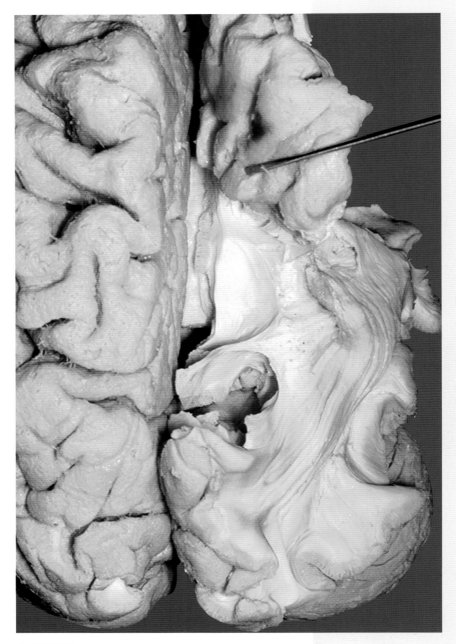

A. 解剖图

图 5.23　视放射上面观

VR/AR 图片名词：额叶内侧面　胼胝体压部

视放射　枕极

视放射

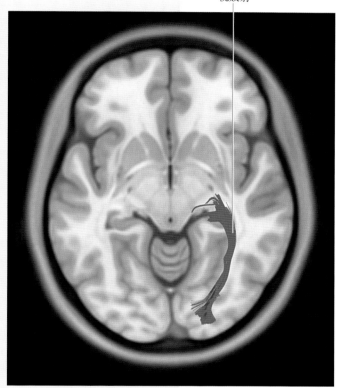

B. 纤维追踪图

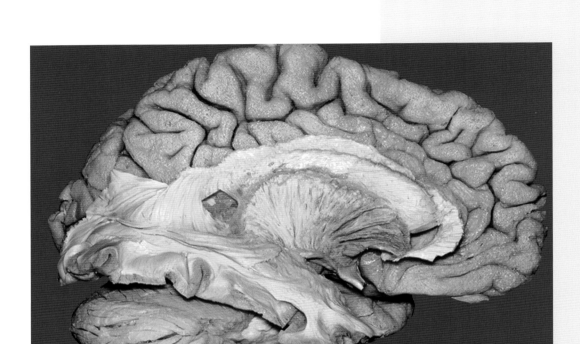

A. 解剖图

图 5.24 视放射纤维与胼胝体毯部解剖关系

切除视放射的豆状核后部，暴露将视放射同脑室壁分开的毯部，打开房部的外侧室管膜壁，切断前连合并切除其外侧部。

VR/AR 图片名词：胼胝体放射 丘脑放射 视交叉 前连合 内囊前肢 内囊膝部 内囊后肢 尾状核 前房 胼胝体毯部 胼胝体大钳纤维 视放射 视放射中间部 视束 视放射前下部（Meyer 祥）

下纵束　　皮质脊髓束　胼胝体纤维　下额枕束

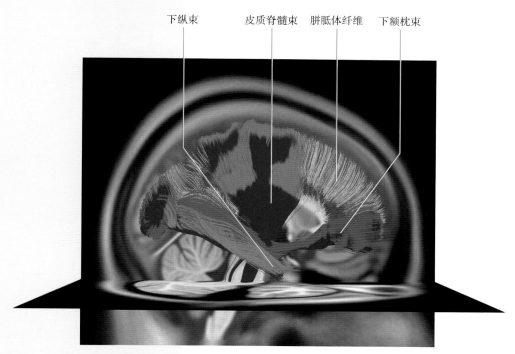

B. 纤维追踪图

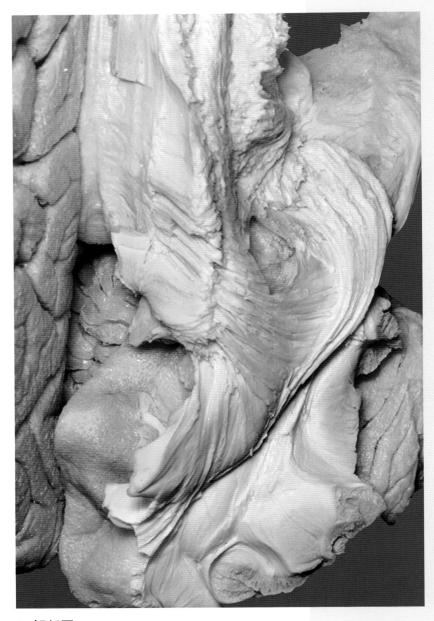

A. 解剖图

图 5.25 视放射上面观

VR/AR 图片名词：扣带　内囊　胼胝体压部　胼胝体放射　杏仁核　视放射前下部（Meyer 襻）　侧脑室房部　视放射中间部　胼胝体毯部　胼胝体大钳纤维　小脑上蚓部　小脑半球

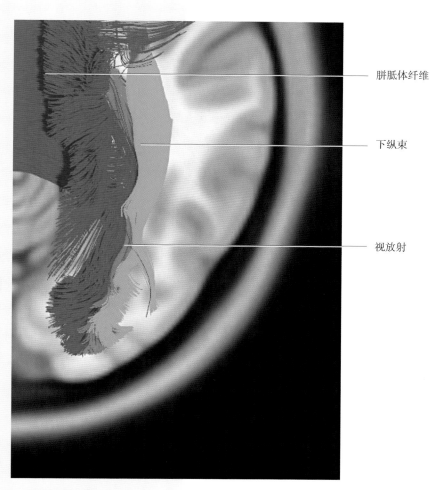

胼胝体纤维

下纵束

视放射

B. 纤维追踪图

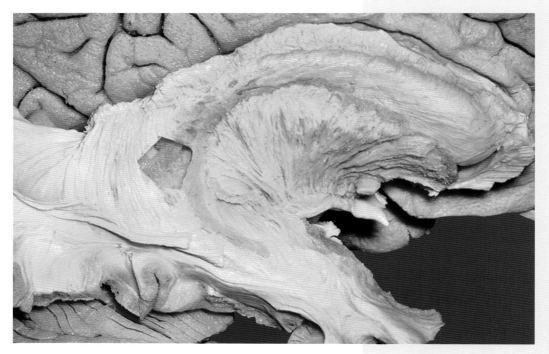

A. 解剖图

图 5.26 剥离并切除视放射以暴露连接杏仁核的尾状核尾部

VR/AR 图片名词：侧脑室额角 室管膜 胼胝体
内囊前肢 内囊膝部 内囊后肢 视交叉 视束
视放射前下部（Meyer 袢） 侧脑室房部 视放射中间部
胼胝体神经毯

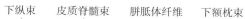

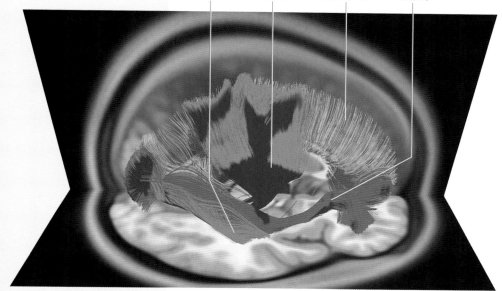

B. 纤维追踪图

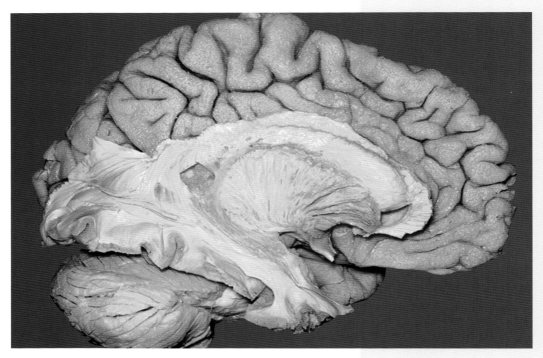

A. 解剖图

图 5.27　切除视放射以暴露连接杏仁核的尾状核尾部

终纹在尾状核尾部内侧走行,含有来自杏仁核的纤维并投射至隔区、丘脑和乳头体。

VR/AR 图片名词:侧脑室额角　尾状核头部　内囊前肢　内囊膝部　内囊后肢　前连合
视交叉　视束　杏仁核　侧脑室房部　丘脑枕　外侧膝状体　视放射　尾状核尾部
胼胝体毯部　胼胝体大钳纤维　顶枕沟

下纵束

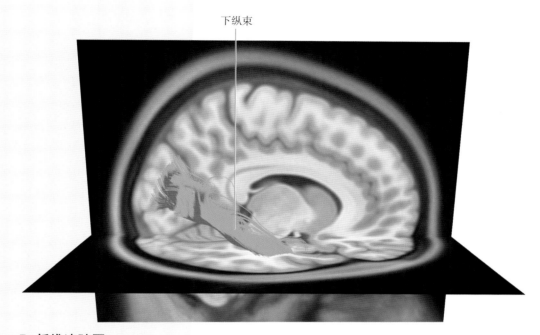

B. 纤维追踪图

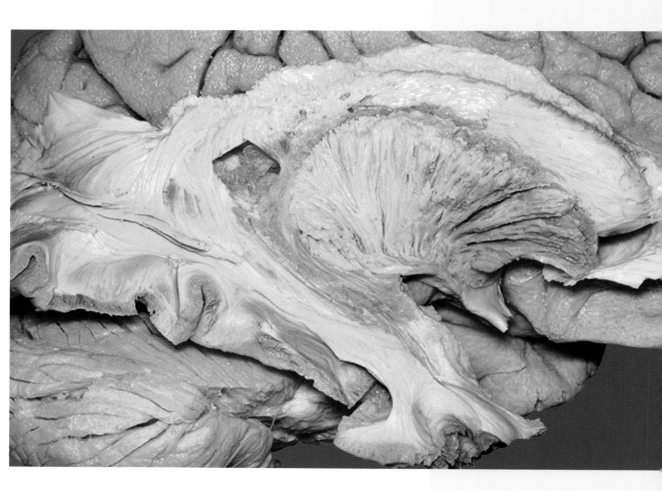

图 5.28 图 5.27 的局部放大观

VR/AR 图片名词: 胼胝体 尾状核头部 室管膜 内囊前肢 内囊膝部 内囊后肢 前连合 视交叉 视束 杏仁核 侧脑室房部 丘脑枕 外侧膝状体 视放射 尾状核尾部 胼胝体毯部 胼胝体大钳纤维 顶枕沟

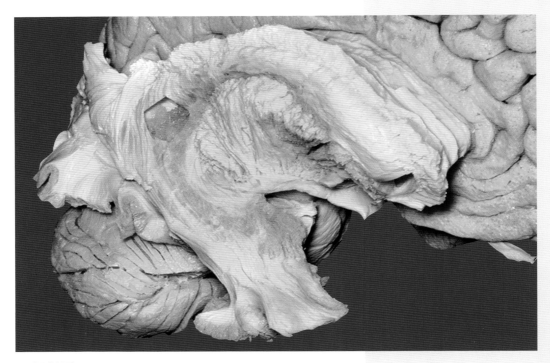

A. 解剖图

图 5.29　尾状核、杏仁核、终纹的解剖位置关系

VR/AR 图片名词：胼胝体　侧脑室室管膜　侧脑室额角
内囊膝部　内囊后肢　前连合　视交叉　视束　杏仁核
侧脑室房部脉络丛　丘脑枕　终纹　外侧膝状体
视放射　尾状核尾部　胼胝体毯部　胼胝体大钳纤维

视放射　胼胝体纤维　下纵束

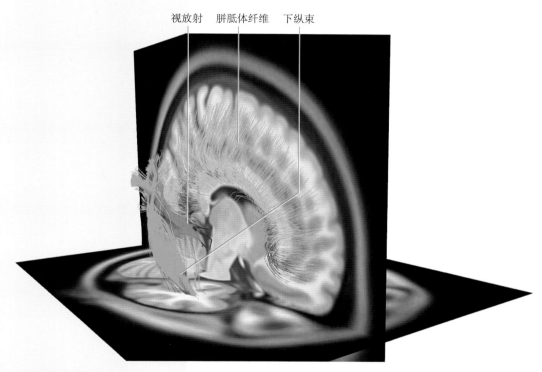

B. 纤维追踪图

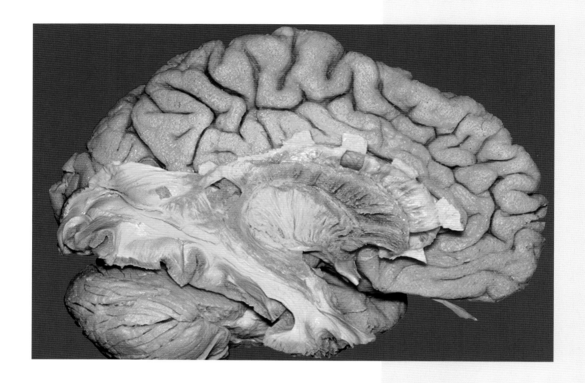

图 5.30　侧脑室与尾状核、杏仁核、终纹的解剖位置关系

切除侧脑室的外侧室管膜壁,部分侧脑室上方的胼胝体纤维束被保留,距状隆起突入房部和枕角的内壁。距状隆起表面的白质窗(黄色)暴露了距状沟深部的皮层灰质。

VR/AR 图片名词:胼胝体体部　室管膜　尾状核体部　尾状核头部　内囊前肢　内囊膝部　内囊后肢　视交叉　视束　杏仁核　侧脑室房部　丘脑枕　终纹　外侧膝状体　视放射＋下纵束　尾状核尾部　胼胝体大钳纤维　顶枕沟

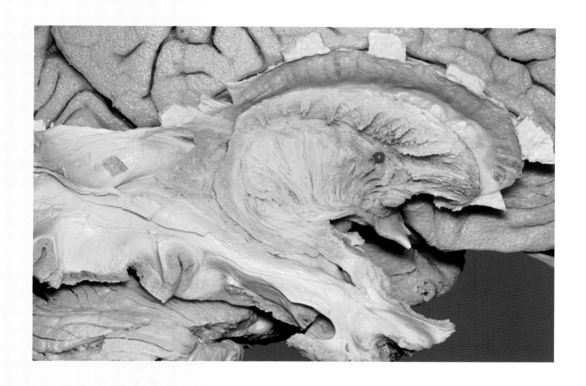

图 5.31　室间孔（红点）

红针的位置定位深部室间孔的外侧。内囊的膝部恰位于室间孔的外侧。内囊前肢在室间孔的前方和尾状核头的外侧。内囊后肢位于室间孔后方。内囊在视束水平的下方连接大脑脚。

VR/AR 图片名词:胼胝体体部　侧脑室体部　侧脑室额角　尾状核体部　尾状核头部　侧脑室室间孔标记　内囊　前连合　视交叉　视束　外侧膝状体　杏仁核　侧脑室房部　侧脑室枕角　视放射　尾状核尾部　侧脑室颞角　胼胝体大钳纤维

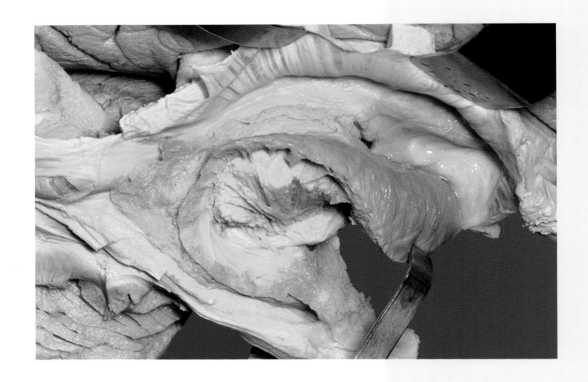

图 5.32　将尾状核头折向下方,暴露室间孔

VR/AR 图片名词:侧脑室体顶部　透明隔　室间孔
脉络丛　额角底(胼胝体嘴)　尾状核头部　内囊
视束　外侧膝状体　杏仁核　侧脑室枕角　视放射
尾状核尾部　侧脑室颞角

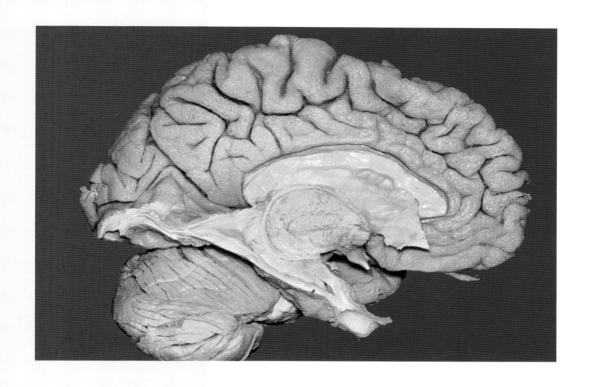

图 5.33　右侧大脑半球逐层解剖至中线结构——显露胼胝体及胼胝体沟

VR/AR 图片名词:扣带回　胼胝体沟　构成侧脑室额角的胼胝体嘴部纤维　胼胝体膝部　胼胝体体部　胼胝体压部　透明隔　终纹　丘脑　前连合　内囊　视交叉　杏仁核　海马　穹窿脚　侧脑室枕角　顶枕沟

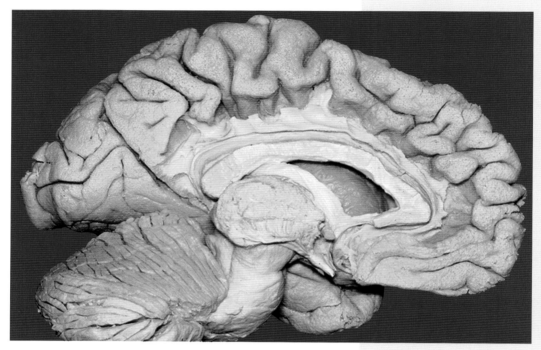

A. 解剖图

图 5.34　右侧大脑半球逐层解剖

剥离透明隔，显露对侧侧脑室。

VR/AR 图片名词：胼胝体沟　胼胝体膝部　胼胝体
体部　胼胝体压部　侧脑室额角　丘脑　前连合
视交叉　顶枕沟

小脑纤维　　视放射　　皮质脊髓束　　白质前联合

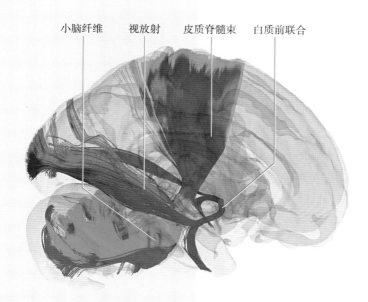

B. 纤维追踪图

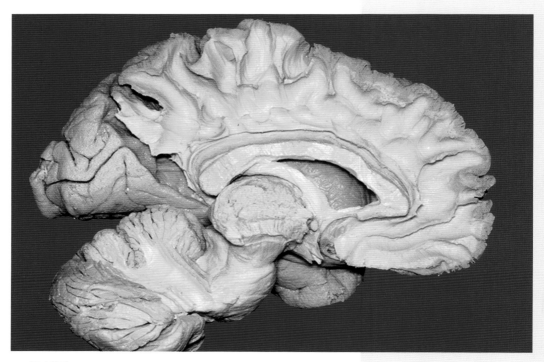

A. 解剖图

图 5.35 右侧大脑半球逐层解剖

VR/AR 图片名词: 胼胝体沟　胼胝体膝部　胼胝体体部
胼胝体压部　侧脑室额角　穹窿　丘脑　前连合

视放射　　　U型纤维　　　前连合

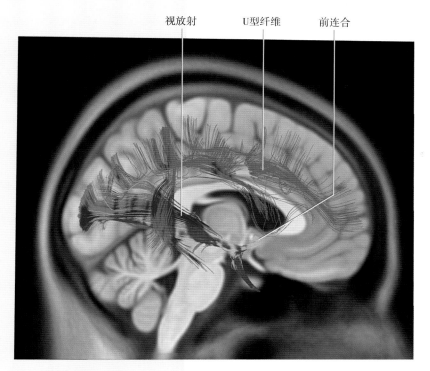

B. 纤维追踪图

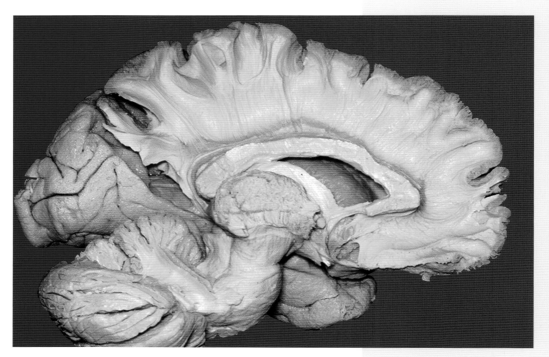

A. 解剖图

图 5.36　右侧大脑半球逐层解剖

右侧大脑半球逐层解剖至中线部位,显示胼胝体结构以及左侧侧脑室结构。

VR/AR 图片名词:胼胝体膝部　胼胝体体部
胼胝体压部　侧脑室额角　丘脑　前连合

小脑下脚　　　皮质脊髓束　　U型纤维

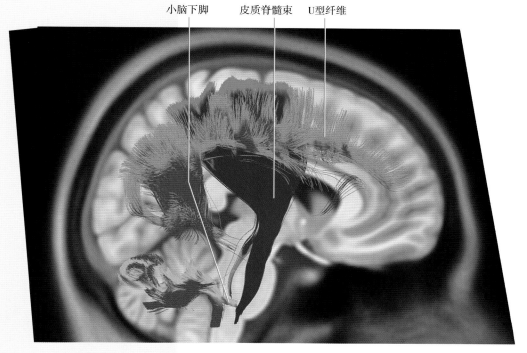

B. 纤维追踪图

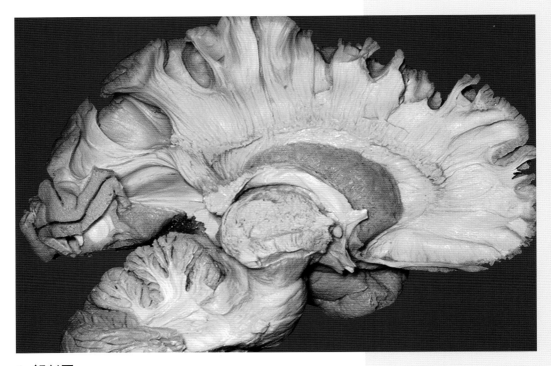

A. 解剖图

图 5.37 从右侧大脑半球逐层解剖至左侧大脑半球内侧面的纤维束

VR/AR 图片名词:尾状核头 尾状核体部 对侧放射冠 穹窿 丘脑 前连合 中脑 脑桥

小脑中脚　　皮质脊髓束　　U型纤维

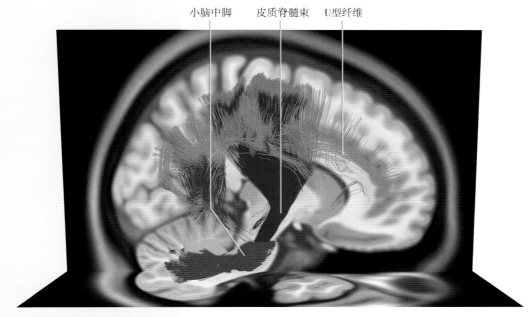

B. 纤维追踪图

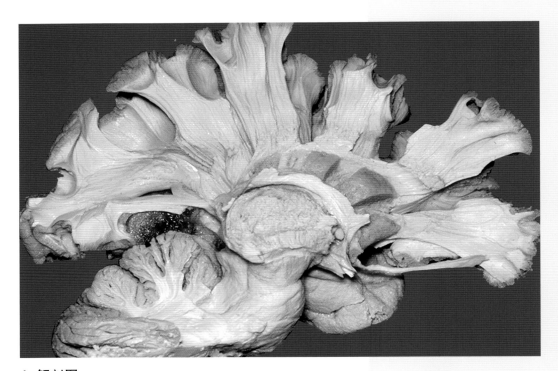

A. 解剖图

图 5.38　切除部分尾状核观察

VR/AR 图片名词：尾状核头　尾状核体部　穹窿
丘脑　丘脑枕　前连合　中脑　脑桥

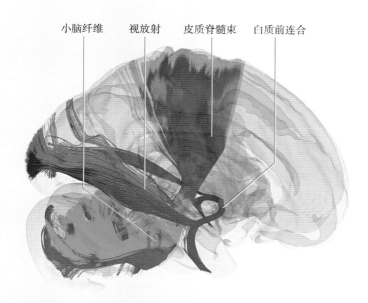

小脑纤维　视放射　皮质脊髓束　白质前连合

B. 纤维追踪图

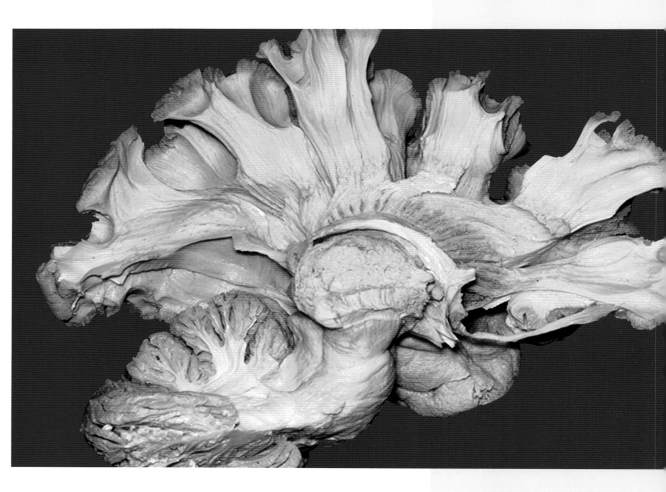

图 5.39　切除尾状核显露对侧内囊纤维

VR/AR 图片名词：对侧内囊　穹窿　丘脑　丘脑枕
前连合　中脑　脑桥

第六章

侧脑室及周围纤维束解剖关系

06

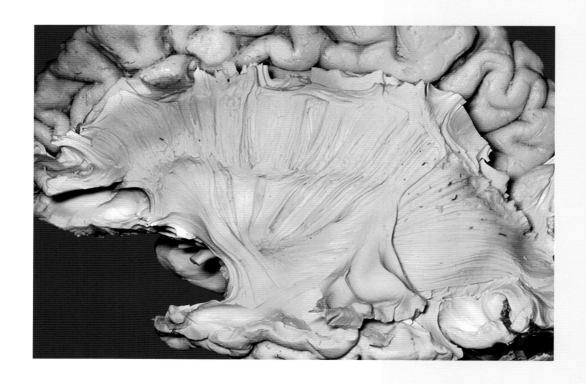

图 6.1　屏状皮质纤维系统

屏状皮质系统参与视觉、体感和运动的整合。

VR/AR 图片名词：屏状皮质纤维　钩束　视交叉
屏状核　下纵束　下额枕束

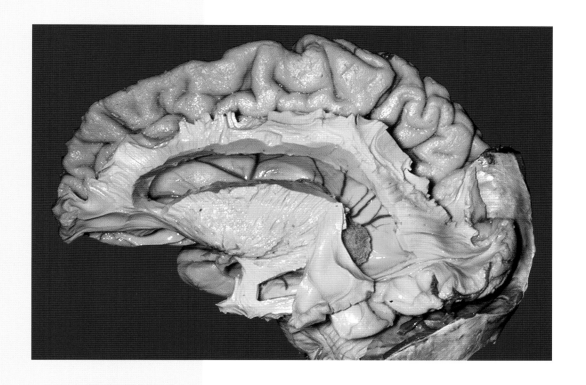

图 6.2 侧脑室及周围纤维束

VR/AR 图片名词：额角 放射冠 透明隔 内囊 脉络丛 枕角 颞角及海马 旁中央小叶

第七章

脑干及小脑
纤维束解剖

07

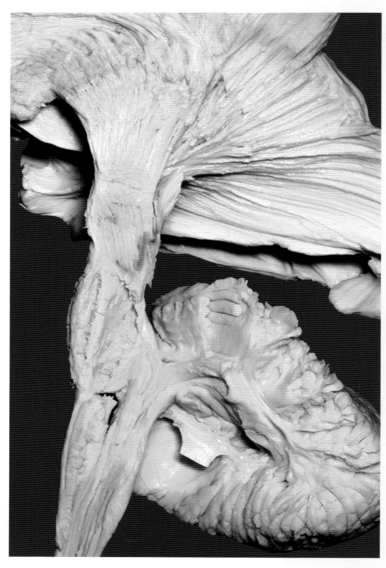

A. 解剖图

图 7.1　脑干及小脑整体观

VR/AR 图片名词：放射冠　内囊纤维　中脑
皮质脊髓束　内侧丘系　小脑下脚　脑桥延髓交界
内侧纵束　楔束结节　小脑半球

小脑中脚　皮质脊髓束　小脑上脚　小脑白质纤维

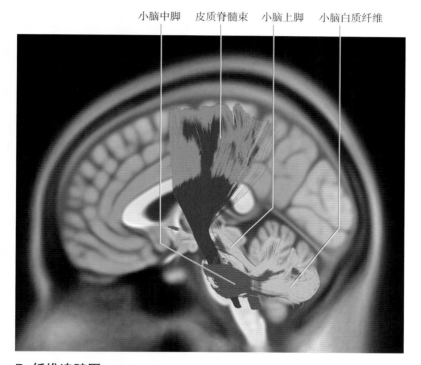

B. 纤维追踪图

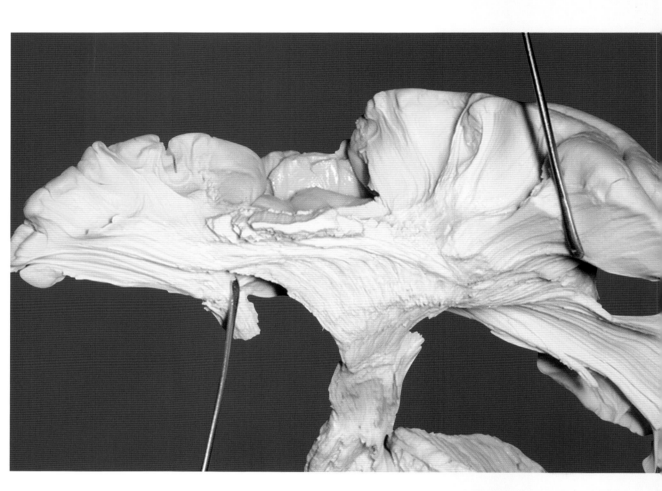

图 7.2　中脑与大脑的纤维联系

VR/AR 图片名词:放射冠　中脑　小脑

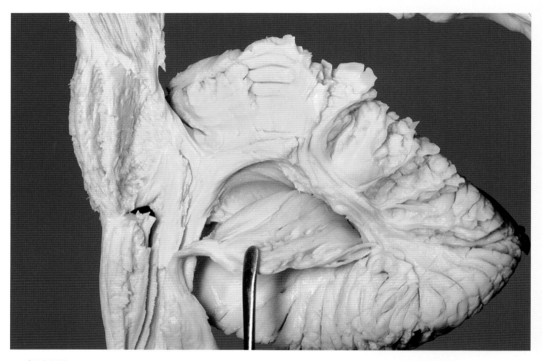

A. 解剖图

图 7.3　脑桥及延髓与小脑的纤维联系（正中矢状面观）

VR/AR 图片名词：皮质脊髓束　小脑上脚
小脑下脚　内侧丘系　内侧纵束　齿状核

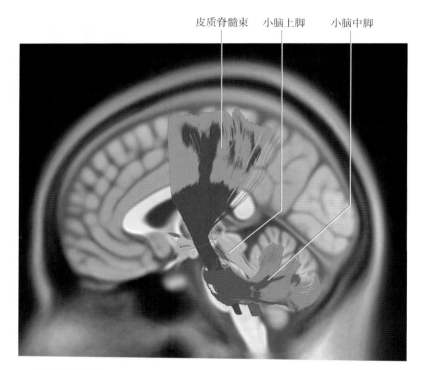

B. 纤维追踪图

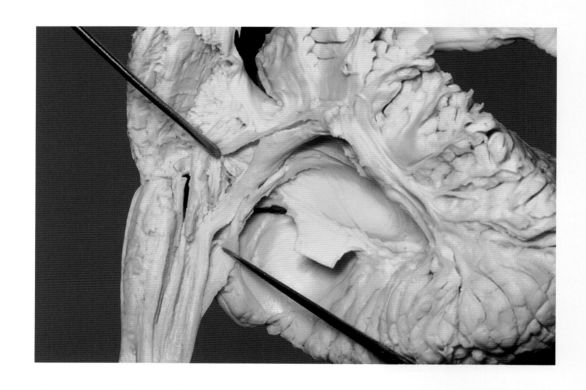

**图 7.4　脑桥及延髓与小脑的纤维联系局部放大
（正中矢状面观）**

VR/AR 图片名词：脑桥　皮质脊髓束　小脑上脚　小脑下脚
小脑半球　内侧丘系　内侧纵束　延髓

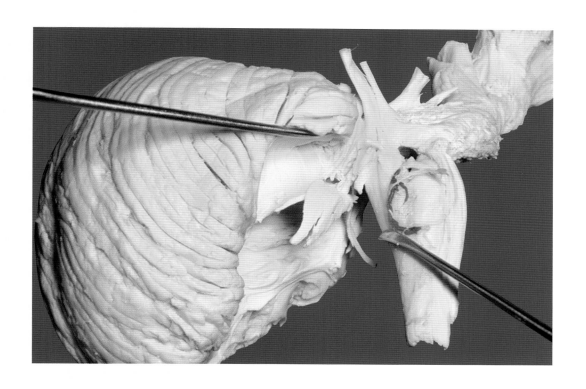

图 7.5 脑桥及延髓与小脑的纤维联系
（侧面观）

VR/AR 图片名词：面神经 三叉神经 前庭神经
脑桥 延髓 小脑半球

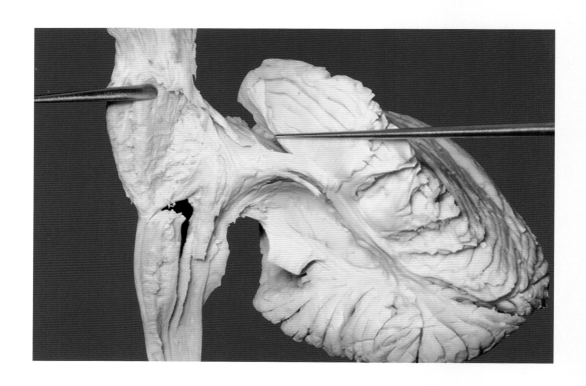

图 7.6　脑桥及延髓与小脑的纤维联系
（正中矢状面观）

VR/AR 图片名词：脑桥　皮质脊髓束　小脑上脚
小脑下脚　小脑半球　内侧丘系　内侧纵束　延髓

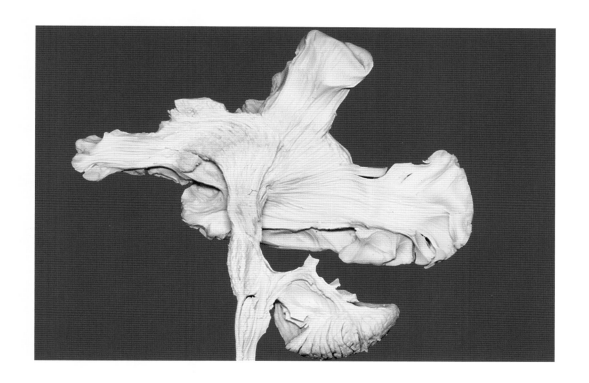

图 7.7 内囊纤维走行与脑干的解剖关系（内侧面观）

VR/AR 图片名词：放射冠 内囊 中脑 脑桥 小脑下脚 延髓 小脑半球

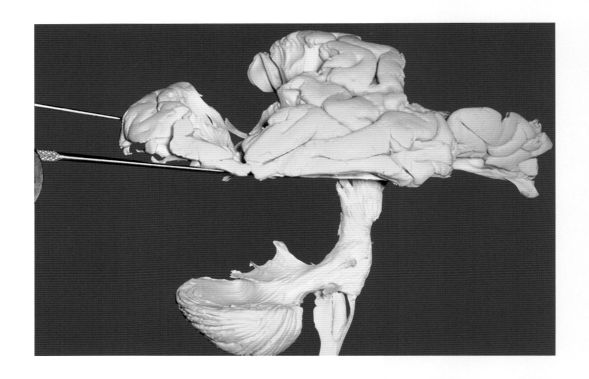

图 7.8　内囊纤维走行与脑干的解剖关系（外侧面观）

VR/AR 图片名词：Ⅴ脑神经　脑桥　小脑上脚
Ⅶ/Ⅷ脑神经　小脑半球

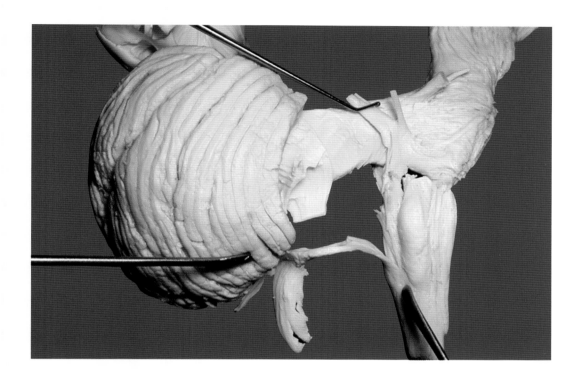

图 7.9　脑桥及延髓与小脑的纤维联系
（外侧面观）

VR/AR 图片名词：Ⅴ脑神经　　Ⅶ/Ⅷ脑神经
Ⅵ脑神经　　锥体　　橄榄　　小脑半球

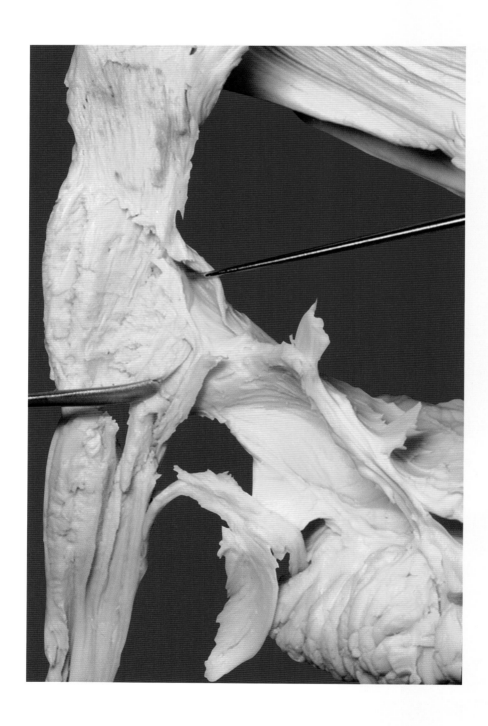

图 7.10 脑干与小脑的纤维联系（正中矢状面观）

VR/AR 图片名词：中脑 皮质脊髓束 脑桥 小脑上脚 小脑下脚 内侧丘系 小脑半球

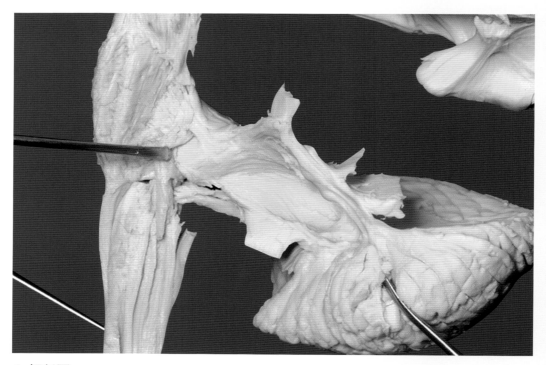

A. 解剖图

图 7.11 脑干与小脑的纤维联系（正中矢状面观）

VR/AR 图片名词：皮质脊髓束　脑桥　小脑上脚
小脑下脚　内侧丘系　小脑半球

皮质脊髓束　小脑上脚　小脑中脚

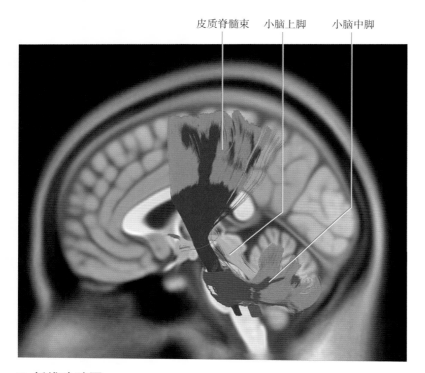

B. 纤维追踪图

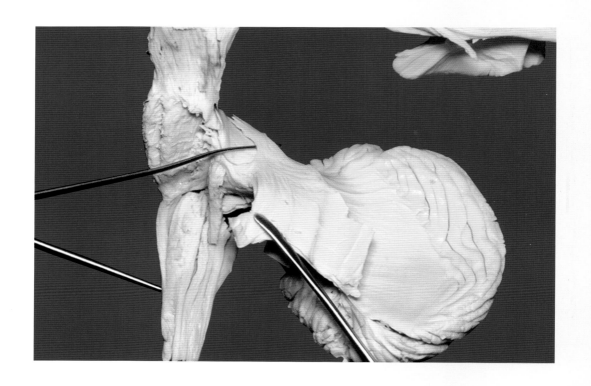

图 7.12　脑干与小脑的纤维联系以及小脑半球
纤维束走行

VR/AR 图片名词：中脑　皮质脊髓束　脑桥　小脑上脚
内侧丘系　小脑半球

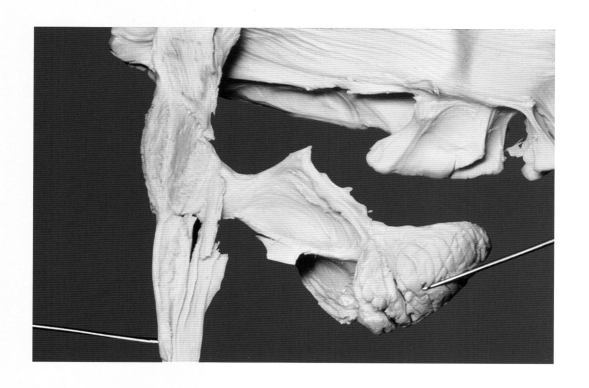

图 7.13 脑干与小脑的纤维联系（正中矢状面观）

VR/AR 图片名词：中脑　皮质脊髓束　脑桥　小脑下脚
内侧丘系　小脑半球

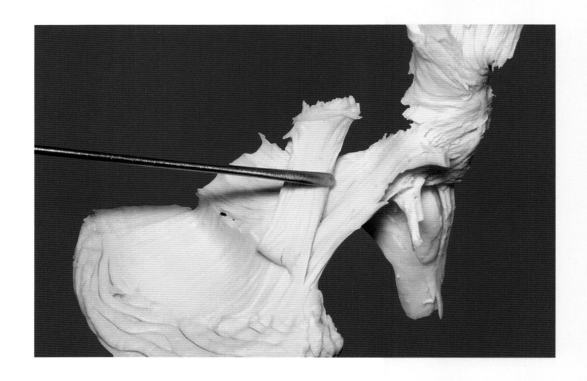

图 7.14　脑干与小脑的纤维联系以及小脑半球纤维束走行（侧面观）

VR/AR 图片名词：Ⅴ脑神经　脑桥　小脑上脚
Ⅶ/Ⅷ脑神经　小脑半球神经纤维

第八章

额颞入路至岛叶及大脑核心区相关解剖

08

注:本章不支持 AR 标注功能,相应解剖标注请见 APP 中的 3D 模型。

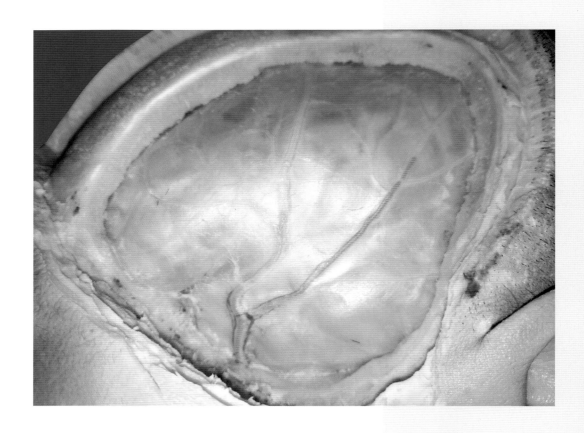

图 8.1　硬脑膜中动脉解剖

硬脑膜中动脉是上颌动脉最大的分支,是硬脑膜的主要动脉,发出后上行经耳颞神经两根之间,穿棘孔入颅中窝,沿骨沟行向前外,在颞鳞内面分为额、顶两支。额支较粗,先向前外,继转向后外上行,至翼点附近(经翼点后方者占 98.5%)行于骨管中者约占 70%。翼点处骨质薄弱,若骨折,常扯裂血管,是外伤性硬膜外出血或血肿最常见的原因。此动脉的两支最后分支至额、顶、枕区的硬脑膜。

VR/AR 图片名词:*颅骨　硬脑膜　蝶骨小翼　硬脑膜中动脉　硬脑膜中静脉*

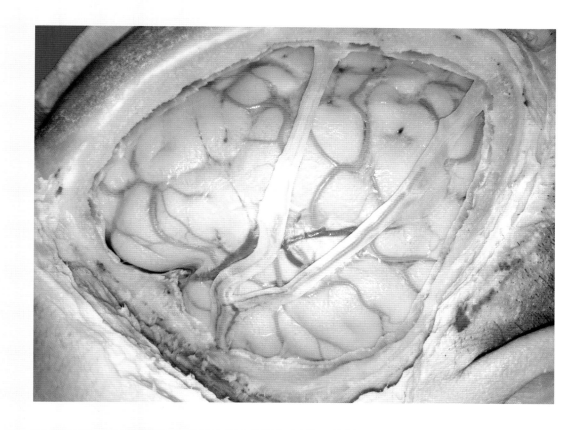

图 8.2　额颞入路去除硬脑膜后所见

左侧额颞入路,去除局部头皮、颞肌、颅骨及硬脑膜,保留硬脑膜中动脉走行处硬脑膜,观察硬脑膜中动脉走行与大脑中浅静脉,以及大脑中动脉 M4 段在额颞叶走行的解剖位置关系。大脑中浅静脉又称"外侧裂静脉",位于大脑外侧裂内,收集附近的额叶、顶叶、颞叶的血液,行向前下达大脑底面,注入海绵窦或蝶顶窦;也可以通过上吻合静脉回流入上矢状窦和 / 或与下引流静脉相吻合回流入横窦、乙状窦。

VR/AR 图片名词:额叶　颞叶　蝶骨小翼　硬脑膜中动脉　大脑中浅静脉

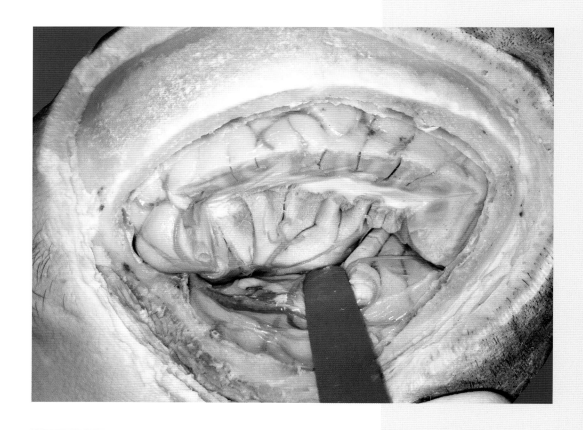

图 8.3　额颞入路显露岛叶

切除岛叶的额盖,显露岛叶结构。岛叶是大脑半球五大脑叶之一,也是边缘系统邻近区域的重要组成成分。岛中央沟是一个相对恒定贯穿岛叶的脑沟,是岛叶皮质表面最主要、最深的沟,将岛叶分成前岛和后岛两部分。前岛包括岛前短回、岛中短回、岛后短回、副岛回和岛横回,后岛由前、后两个岛长回组成。前岛脑回融合形成的岛顶点是岛叶皮质凸面最高点,也是最表浅之处。

VR/AR 图片名词:额叶　岛中央沟　岛长回　岛短回　岛顶点　颞横回
大脑中浅静脉

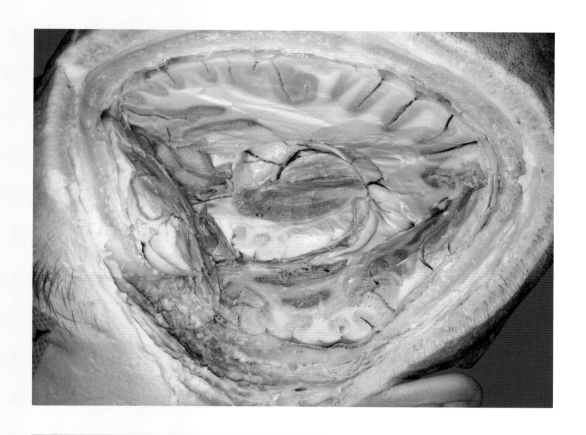

图 8.4 岛叶至侧脑室之间的解剖结构

切除岛叶部分上部结构,显露大脑中央核心区。从外到内依次由岛叶表面、最外囊、屏状核、外囊、壳核、苍白球、内囊、尾状核、终纹、隔区和丘脑组成。

VR/AR 图片名词: 额叶　颞下回　岛叶　海马体　屏状核　壳核　苍白球　内囊后肢　丘脑　穹窿　侧脑室额角　侧脑室枕角

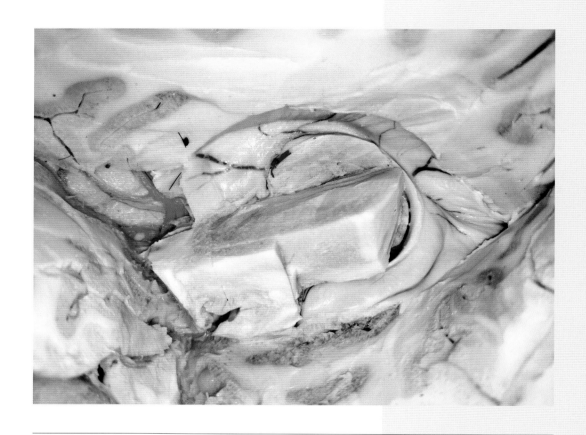

图 8.5　岛叶深部至侧脑室之间的解剖结构

切除岛叶并向深部解剖显露其深部解剖结构,此处为大脑中央核心区。中央核心区位于脑干顶部,为幕上脑结构的形态学中心,从外到内依次由岛叶表面、最外囊、屏状核、外囊、壳核、苍白球、内囊、尾状核、终纹、隔区和丘脑组成,也包括前连合内侧部和前穿质区的上部和后部。向上通过大脑峡部(前峡、后峡)与其他脑区相连,向下通过白质纤维与脑干相连。大脑中央核心区负责大脑的信息整合,在运动、感觉、情感和认知功能中有重要作用。

VR/AR 图片名词:额叶　颞下回　海马头　杏仁核　壳核　内囊后肢　丘脑　穹窿　侧脑室额角　侧脑室枕角　大脑前动脉 A2 段

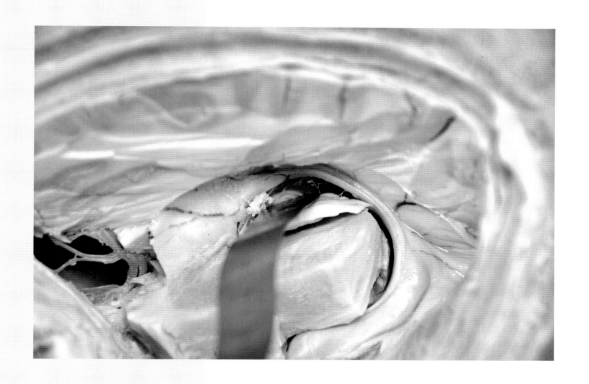

图 8.6　显露大脑内静脉

大脑内静脉由脉络膜静脉和丘脑纹状体静脉在室间孔后上缘合成,向后至松果体后方,与对侧的大脑内静脉汇合成一条大脑大静脉。

VR/AR 图片名词:海马头　丘脑　丘脑枕　穹窿　侧脑室额角　侧脑室枕角　大脑前动脉 A2 段　大脑内静脉

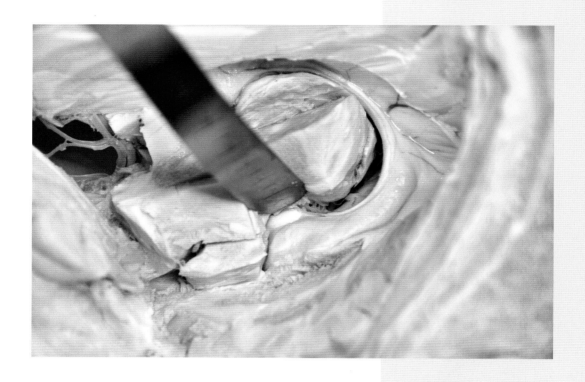

图 8.7　显露海马头全貌

海马是大脑边缘系统的一部分。海马被分为三部分：头部、体部和尾部。海马头部为前方最大的部分，指向前内侧，构成沟回后段的上部。它的特点是有 3~4 个浅猫爪样指状突起，因而得名海马头。海马伞和脉络裂的初始部位在海马头部的后缘。海马的体部沿颞角底部的内侧延伸，逐渐变窄成尾部，并在距状隆起的前缘消失，成为脑室结构的一部分。

VR/AR 图片名词：海马头　海马伞　海马旁回　丘脑穹窿　侧脑室额角　侧脑室枕角　颞下回

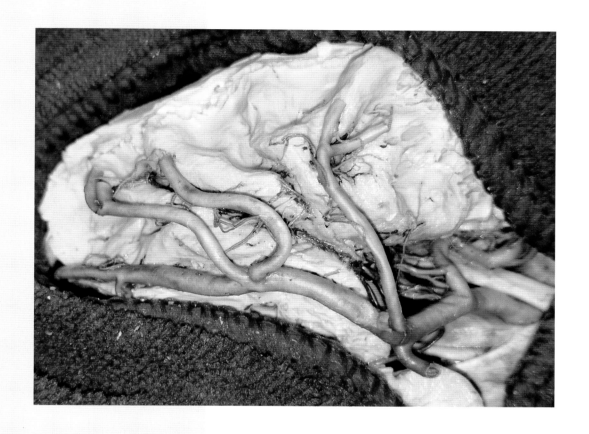

图 8.8　岛叶供血动脉解剖

岛叶表面行经供血血管主要是大脑中动脉,在岛阈附近分支,分支前的一段称大脑中动脉主干,呈"S"形、弓形或平直形,长 15mm。此动脉在岛阈附近呈双干(78%)、三干(12%)及多干(10%)。

VR/AR 图片名词:岛顶点　岛中央沟　岛长回　岛短回上环岛沟　前环岛沟　下环岛沟　大脑中动脉　大脑前动脉　颈内动脉　视神经　动眼神经

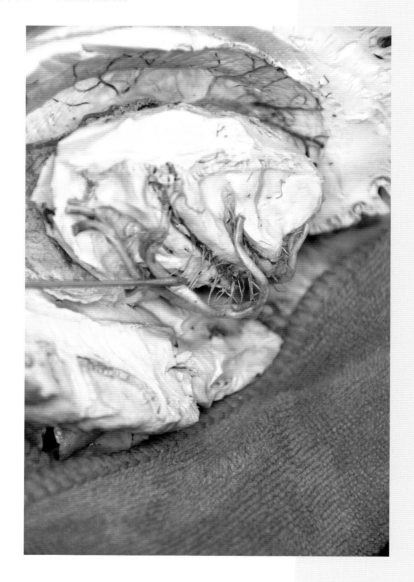

图 8.9　岛叶动脉的走行

岛叶表面行经供血血管主要是大脑中动脉,解剖显示供应岛叶皮质的动脉(岛叶动脉)平均有 96 条(77~112 条),平均直径 0.23mm(0.1~0.8mm)。其中绝大部分起自大脑中动脉的 M2 段,在岛中央沟处血供最为丰富。

VR/AR 图片名词:岛顶点　岛中央沟　岛长回　岛短回　岛叶动脉　侧脑室额角　脉络丛　大脑中动脉 A2 段起始

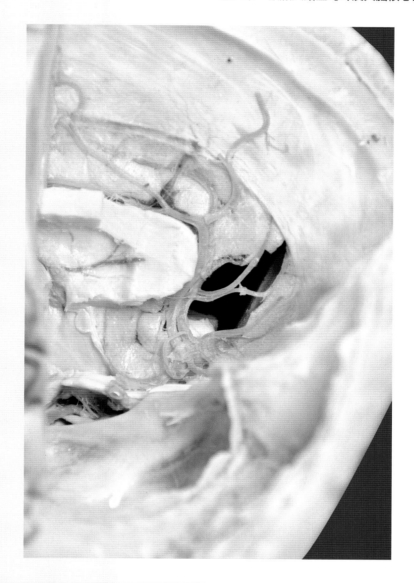

图 8.10　大脑前半部分矢状位解剖

可见大脑前动脉走行以及与视交叉、第三脑室、前连合、胼胝体、侧脑室之间的解剖位置关系。

VR/AR 图片名词：大脑镰　下矢状窦　扣带回　胼胝体膝部　侧脑室额角　胼胝体嘴前连合　第三脑室　大脑前动脉 A2 段　前交通动脉　视交叉　动眼神经　大脑后动脉　中颅窝底

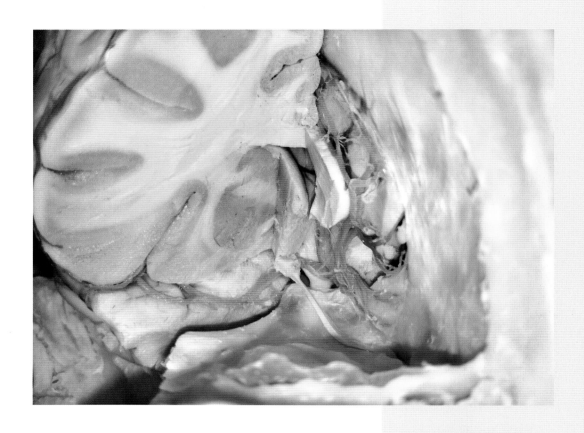

图 8.11 岛叶及其深部解剖结构冠状位解剖所见

岛叶内面由浅入深分别为屏状核、外囊、壳核、苍白球、内囊、尾状核及丘脑等重要结构。

VR/AR 图片名词：大脑镰 下矢状窦 胼胝体 大脑前动脉 A2 段 大脑中动脉 视神经 嗅束 额叶 颞叶 岛叶 屏状核、壳核、内囊、尾状核头

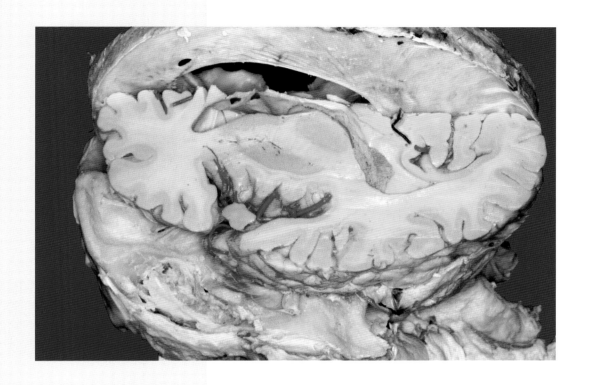

图 8.12 岛叶及其深部解剖结构轴位解剖所见

岛叶内面由浅入深分别为屏状核、外囊、壳核、苍白球、内囊、尾状核及丘脑等重要结构。

VR/AR 图片名词：额叶　颞叶　大脑镰　侧脑室额角　脉络丛　侧脑室枕角　枕叶　岛叶　屏状核、壳核、内囊、尾状核头及丘脑